JN244592

ジェネラリストのための

耳鼻咽喉科疾患
の診かた

藤原崇志 ● 編著
倉敷中央病院耳鼻咽喉科

中外医学社

●執筆者一覧(執筆順)

藤原 崇志　倉敷中央病院耳鼻咽喉科副医長

和足 孝之　島根大学卒後臨床研修センター助教

伊藤由利子　倉敷中央病院教育研修部

高尾　碧　島根県立こころの医療センター医長

井手友美　トヨタ記念病院耳鼻咽喉科医長

堀内日佐世　倉敷中央病院救命救急センター救急科

岩永　健　倉敷中央病院耳鼻咽喉科副医長

序　文

　耳鼻咽喉科というのは五感のうち聴覚，味覚，嗅覚との関連があり，また聴覚だけでなく音声や嚥下など人々のコミュニケーションにおいて重要な役割を持つ臓器をカバーする診療科です．一方で聴覚，味覚，嗅覚は他覚的な評価が難しく，耳鼻科に関わる患者さんの訴えや悩みというのは，耳鼻科医にとっても応えるのが時に難しく，非耳鼻科医で対応に難渋されている方は多いと思います．

　今回，中外医学社の五月女謙一氏よりジェネラリスト向けの耳鼻科領域の本をと企画を頂き，少しでも耳鼻科医以外の方にとって「どこまで診療するのか」「どういうタイミングで耳鼻科に紹介したらよいのか」「どういう説明を患者さんにしたらよいか」に応えられるような本をと思い書きました．ジェネラリストといっても病院総合医，家庭医，救急医など立場によって耳鼻科に相談したい内容も変わるため，本の内容は，①ER での対応，②診療所などでの対応，③患者からよくきかれる質問や，④耳鼻科のことで他科に知っておいてほしいことに分けて記載しています．

　研修医の時にお世話になった先生に「医者は 10 年目を超えたころから医者としてのピークを過ぎるというデータはたくさんあるよ．その時にどうするかだけど，専門に特化するか，それか必死になって幅広い領域を勉強するかだね」と言われたのを覚えています．ちょうど自分が医師になって約 10 年がたち，耳鼻科全般について診療をしつつも多少の得手不得手があり，いくつかの章を岩永健先生，井手友美先生にお願いするとともに，他科との境界領域については伊藤由利子先生，堀内日佐世先生，高尾碧先生にお願いしています．また自分自身が急性期病院に勤めていることもあり，診療所の耳鼻科医からみて妥当かどうか父でもある藤原康雄医師にアドバイスをいただきました．

　この本の内容を考えるにあたって島根大学医学部附属病院の和足孝之先生（卒後臨床研修センター）と相談し，耳鼻科医である自分にとって当たり前のことでも，総合内科医である彼にとって疑問に思うことが思った以上にあるのだなと気づきました．自分にとっての当たり前を，耳鼻科医へのアクセスが悪い地域で働いている彼を含めたジェネラリストにむけて執筆するというのは難しくも楽しい時間でした．少しでもこの本が皆様の診療に役立てば嬉しいです．

　　　　2018 年春

　　　　　　　　　　　　　　　　　　　　　　　　　　　　　　藤原崇志

急に耳が痛くなりました

1

> **Point**
> - 急性耳痛では「耳介および周囲の発赤・腫脹」と「鼓膜所見の異常」の有無で鑑別を行う.
> - 耳後部発赤腫脹があれば乳様突起炎を疑いすぐに耳鼻科に相談.
> - 2 週間以上続く慢性的な痛みでは耳鼻科へ紹介を考える.

　夜間当直の時間に「急に耳が痛くなった」という問い合わせは比較的多いです. 多くは子どもに関する問い合わせで, 夜になって突然痛くなり眠れないという形が多いですが, 小児だけでなく成人でも耳痛を訴えて救急外来を受診する場合もあります. 耳痛の鑑別は局所所見で容易なことがほとんどで, 「耳介および周囲の発赤・腫脹」を伴うかどうか, また「鼓膜所見に異常」があるかどうかを考えて鑑別を行います.

耳介および周囲の発赤・腫脹を伴うもの

▶乳様突起炎

　耳後部の発赤腫脹を伴う乳様突起炎です. 中耳炎を伴い鼓膜の発赤腫脹をきたすこともあります. 耳介後方が腫脹し, 耳介が立ち, ひどい場合には顔面神経麻痺や項部硬直などを伴い髄膜炎合併することもあります. 抗菌薬投与と時に手術加療なども必要となるので, 基本的にはすぐに耳鼻科に相談してもらえたらと思います.

▶耳ろう孔感染

　先天性遺残の耳ろう管が感染した状態です **図1** ．表皮に開孔する部分の感染であり，救急外来であれば抗菌薬を投与し，翌日耳鼻科に紹介してください．抗菌薬投与で落ち着くことがほとんどですが，何度も繰り返し治りにくい場合はもっとも波動を感じる場所や耳ろう管開孔部に 19 G 針などで穿刺排膿する場合もあります．繰り返す場合には炎症が落ち着いた時点で耳ろう管自体を摘出する治療法もあり，もし反復するようであれば耳鼻科もしくは形成外科に紹介ください．

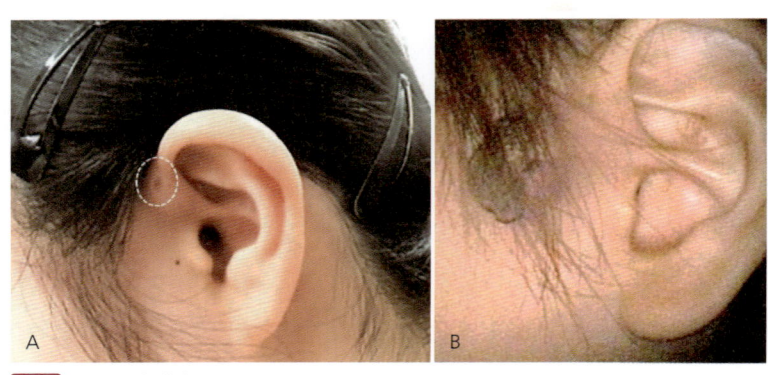

図1 耳ろう孔感染
A は軽度腫脹のみ．
B は痂皮が耳ろう管の皮膚開口部位に付着している．

▶帯状疱疹/Hunt 症候群

　耳帯状疱疹も急性耳痛を伴う疾患です **図2** ．帯状疱疹の皮疹を伴うため鑑別は容易と思います．基本的には抗ウイルス薬（バルトレックス® など）を保険用量に準じて使用します．顔面神経麻痺を伴えばステロイドを併用してください（顔が動かないのですがの章，p16 を参考）．眼周囲に生じた場合は角膜炎の合併が疑われるため，眼科に紹介してください．

▶耳介血腫

　外傷後，打撲後に耳介に血腫が貯まった状態です **図3** ．特段急ぐことは

JCOPY 498-06282

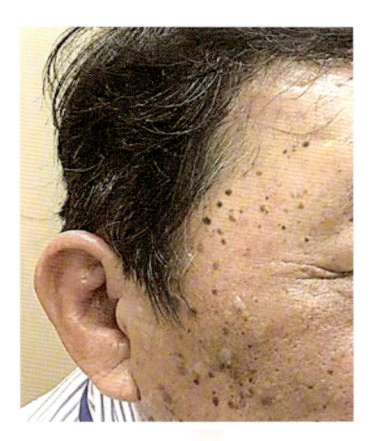

図2 Hunt 症候群
耳介の発赤腫脹，前額（髪付近）に水疱を伴う
皮疹を認める.

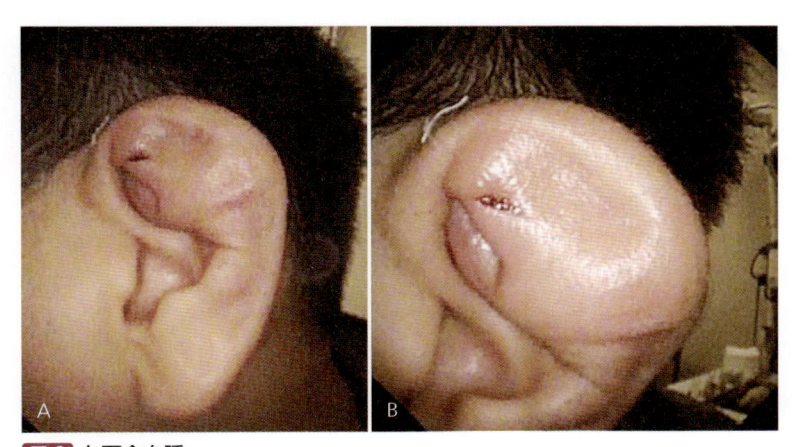

図3 左耳介血腫
全体像（A）と血腫部位を拡大写真（B）.

ないので後日耳鼻科に紹介してください．耳鼻科では穿刺排液し血腫が再
度たまらないように圧迫しますが，なかなか治らず何度も穿刺する場合が
あります.

▶急性中耳炎

　子どもの場合，救急外来を受診する耳痛の患者で最も多い疾患の一つです．中耳に生じた急性の化膿性疾患で，上気道炎を伴うこともあります．特に乳幼児は耳管が短く，鼻咽腔からの細菌が中耳に到達しよく中耳炎になります．起因菌としてはインフルエンザ菌，肺炎球菌，モラクセラカターリスが多く，急性副鼻腔炎と同じです．

　急性中耳炎の診療ガイドラインはオンラインで公開されており鼓膜の写真も豊富に掲載しており参考にしてもらえるとよいですが[1]，鼓膜所見，臨床症状で重症度を分け 表1，軽症では抗菌薬投与なしで様子見，中等症～重症であれば抗菌薬投与を推奨しています．抗菌薬については地域の起因菌によって対応が異なると思いますが，中等症であれば AMPC 高用量（80～90 mg/kg/day），重症例では鼓膜切開に加えて AMPC 高用量，CVA/AMPC，CDTR-PI 高用量が推奨されています．

表1 **小児急性中耳炎の重症度分類**

重症度分類に用いる症状・所見とスコア				
全身所見	耳痛	0点（なし）	1点（痛みあり）	2点（持続性の高度疼痛）
	発熱（腋窩）	0点（37.5℃未満）	1点（37.5℃から38.5℃未満）	2点（38.5℃以上）
	啼泣・不機嫌	0点（なし）	1点（あり）	
局所所見	鼓膜発赤	0点（なし）	2点（ツチ骨柄あるいは鼓膜の一部の発赤）	4点（鼓膜全体の発赤）
	鼓膜の膨隆	0点（なし）	4点（部分的な膨隆）	8点（鼓膜全体の膨隆）
	耳漏	0点（なし）	4点（外耳道に膿汁あるが鼓膜観察可能）	8点（鼓膜が膿汁のため観察できない）

*24 カ月齢未満は 3 点加算．5 点以下を軽症，6～11 点を中等症，12 点以上を重症．

▶外耳道炎

　外耳道入口部や外耳道に発赤，腫脹を認めます．耳かきに伴う皮膚損傷などで生じます．アセトアミノフェンなどの鎮痛剤で様子をみることが多

いですが，腫脹の程度がひどければ抗菌薬点耳（タリビット®）などを使う場合もあります．

耳介周囲に異常なく，耳鏡でも所見を伴わないもの

よくあるのは咽頭炎の放散痛や顎関節の疼痛を耳痛と認識している場合です．咽頭所見で咽頭炎/急性扁桃炎などがないか確認します．そのほかにも頸部リンパ節炎に伴うものや胃酸逆流（咽喉頭逆流症）に伴うものなどもありますが，基本的には救急外来で診断をつけなければならない緊急性を必要とする疾患はほとんどありません．痛み止めなどで対処し数日経過観察，もしくは翌日以降に耳鼻科に紹介してもらえたらと思います．

慢性的な耳の痛み

ここでは当直帯や ER にくる急性期の耳痛患者を想定して書いています．多くはお子さんの中耳炎や咽頭炎などの急性疾患，耳かきのしすぎによる外耳炎などですが，慢性経過となると鑑別はまた変わってきます．三叉神経痛や腫瘍性疾患などの鑑別も必要となるため，2週以上続くようであれば耳鼻科への紹介を考えてください．

Reference

1) 小児急性中耳炎診療ガイドライン．www.jsiao.umin.jp/pdf/caom-guide.pdf
2) 西山信宏．症状からみた救急疾患の診断と治療の手順．JOHNS．2017; 33: 275-8.

＜藤原崇志＞

耳に虫が入ったのですが

2

- 🦻生きている虫を除去するのはむずかしく，外耳道に液体をいれてまずは殺す．
- 🦻虫を除去した後は鼓膜および外耳道の損傷を確認する．
- 🦻虫以外では，吸水性のビーズや電池は特に注意が必要．早期耳鼻科受診を．

　虫やそのほか BB 弾などさまざまなものが色々な理由で外耳道に入り，病院を受診することは時々あります．子どもが遊んでいてビーズを耳にいれるような場合や，大人だと耳の中に虫が入った場合などが多いです．簡単に除去できる場合もあるのですが，思った以上に除去に難渋することもあり，もし可能であれば耳鼻科受診をすすめてもらえればと思います．

虫が入った場合，どんなことに注意が必要ですか？

　都市部では少ないと思いますが田舎になると虫が耳に入った方が時々こられます **図1**．特に夏〜秋に虫の活動性が上がるので多いといいます．小さな虫だと虫が動くのにあわせて不快な音が生じるといった症状で来院されますし，大きな虫だと痛みを伴うことがあります．光を当てたら虫が出るんじゃないかとかいろいろ説はありますが，一度入った虫を自然に外耳道の外に出るようしむけるのは難しいようです．

　もし虫が外耳道に入った方が来院した場合，念のためめまいや聴力低下

がないか確認します．もともと鼓膜穿孔がある方でなければ，虫が鼓膜を破って中耳内にいくことはまれですので，痛みと不快音以外の症状が出ることはあまりありません．ただしめまいがあれば鼓膜損傷，内耳の損傷も考えられ，すみやかな耳鼻咽喉科での対応が望ましいです．

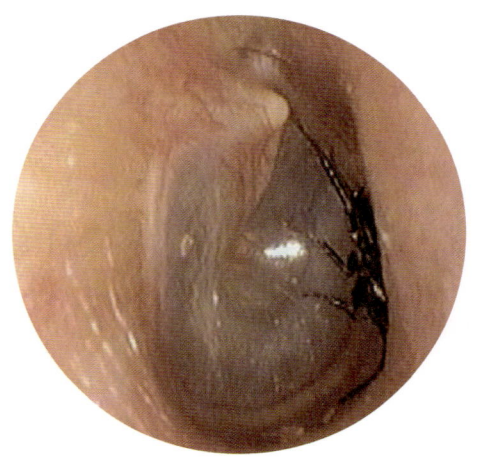

図1 小さい虫を鼓膜に認める
虫は小さく疼痛はほとんどなく，「耳の中でカサカサ音がする，虫が耳の中に入った」という主訴で救急外来を受診．生理食塩水で虫を水没させたのちに摘出した．

どうやって虫を殺したらよいですか？

　虫を無理やり摘出しようとしても虫が暴れ外耳道や鼓膜を損傷してしまうため，虫を生きたまま摘出するのは避けた方がよいです．まずは外耳道に液体を滴下注入し虫を窒息死させるのが大事です．使用する液体の選択肢としては，

- ・生理食塩水/蒸留水
- ・オリーブオイルなど粘性の高い液体
- ・キシロカインスプレー
- ・95％アルコール

などがあります．液体を外耳道に滴下すると虫は窒息死しますが，窒息の直前まで虫が暴れるため疼痛を伴います．小さな虫だとほとんど痛みはないですが，大きな虫だとかなり痛みが強いため，処置の前に痛みが生じ

ることを患者さんに伝える必要があります.

　どの液体を外耳道に滴下するかは色々ですが，キシロカインは外耳道の表面麻酔ができて痛みが楽になりますが，鼓膜穿孔がある場合はキシロカインで半規管が麻酔されて数時間めまいが生じます．オリーブオイルなど粘性が高い液体は虫が暴れても粘性のため外耳道が傷つきにくいようですが，キシロカインスプレーよりも窒息しにくいという報告もあります[1].アルコールは外耳道損傷があると激痛が生じ，内耳障害の要因になるようです[2].どの液体もメリットデメリットがあり，個人的には手に入れやすさ，鼓膜穿孔があろうとなかろうと使用できる点から，生理食塩水/蒸留水を外耳道に滴下することが多いです．なお，外耳道に液体を滴下する場合は人肌に温めてから行って下さい．冷却水や温水など体温と違う液体が外耳道に入ると，液体によって鼓室および半規管が冷却/加温され一過性のめまいが生じます（カロリックテストと同様の効果）.

虫はどうやって除去したらよいですか？

　耳内異物除去には耳用鑷子やアリゲーター鉗子，そのほかに耳用吸引嘴管を用います 図2．実際には意外と虫を摘出するのは難しく，もし器具が外耳道にあたって疼痛が生じたり出血が生じたりする場合には耳鼻咽喉科医に相談ください.

　そのほかには外耳道内を洗浄し虫を排出する方法もあります．20〜50mL のシリンジにサーフローなどの外筒をつけたものと，人肌程度に温めた生理食塩水または蒸留水を用意します．サーフローの外筒を耳内に 1cm 程度挿入し，外耳道壁の後上方に沿って勢いよく生理食塩水/蒸留水を注入すると，うまくいくと異物が流し出されます 図3．鑷子などでの処置に比べると耳内を傷つける可能性は少ないですが，虫が暴れたことによる鼓膜穿孔が疑われる場合や，もともと鼓膜穿孔がある方には，洗浄によって異物を中耳内に押し込む可能性があり避けたほうがよいです.

　異物が除去できれば外耳道を観察します．外耳道に異物が残っていなければ処置は終了です．もしも異物除去が完全にできなければ後日耳鼻咽喉科へ相談してください．また異物は除去できたものの外耳道損傷や鼓膜穿孔があれば抗菌薬点耳〔オフロキサシン（タリビッド® 耳科用液 0.3%）1日 2 回 点耳など〕指示を出した上で耳鼻咽喉科へ後日相談してください.

JCOPY 498-06282

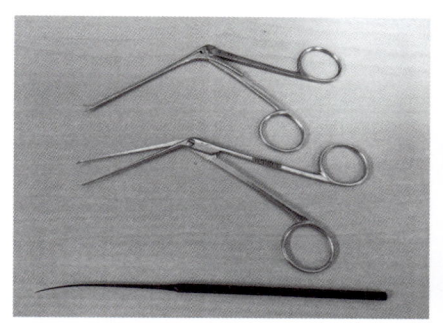

図2 異物除去に用いる器具

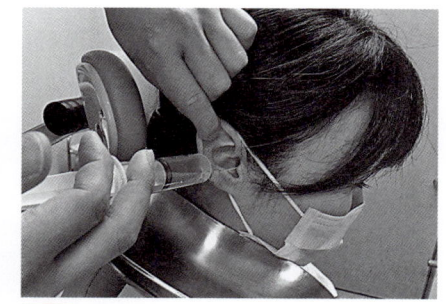

図3 耳洗浄

耳鼻咽喉科専門医への相談はいつ行えばよいですか？

　外耳道に虫がいても必ずしも急ぐ必要はありません．翌日以降に耳鼻咽喉科を受診してもらえば大丈夫です．ただめまいが生じている場合は外耳道だけでなく中耳，内耳損傷をきたしている可能性が高く，すぐに耳鼻咽喉科に相談することが望ましいです．

虫以外の外耳道異物は？　注意すべき点は？

　虫以外の外耳道異物では小児がビーズ，BB弾，そのほかおもちゃなどを外耳道に入れるケースがあります．基本的には急いで摘出する必要はないため，後日の耳鼻咽喉科受診で大丈夫です．もし希望があれば外来で鑷子を用いたり洗浄したりして異物摘出を試みてください．

　一方で，以下のようなものは注意が必要です．

・ボタン型電池など刺激性のもの

・鼓膜にめり込んだ異物

　ボタン型電池などは周囲組織を腐食させることがあります．耳洗浄をすると腐食がすすむため洗浄は避けたほうがよいです．また鑷子などで外耳道を不用意に傷つけ出血させてしまうと，血液により腐食することもあり，特に処置を行わずに耳鼻咽喉科を受診してもらうのがよいかもしれません．また鼓膜にめり込んだ異物 **図4** では，摘出しようとして鼓膜が破れることもあり，耳鼻咽喉科での処置が望ましいです．

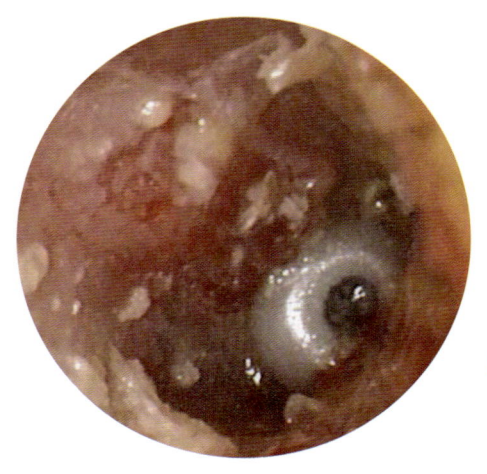

図4 ビーズが外耳道から入り鼓膜に嵌入した状態
鼓膜や外耳道に発赤腫脹が強く，疼痛を伴う．

　最近では水で膨らむビーズというのが売られていますが，このビーズは特に注意が必要です．1〜15 mm 程度の球形をしており，インテリア，園芸用に販売されているようです．乾燥時と比べて水を吸うと数百倍〜数千倍の水を吸収し，大きいものだと 5 cm 程度に膨張するようです．症例報告では外耳道に落ち込んだ水で膨らむビーズのため，鼓膜穿孔，聴力喪失，めまい平衡機能の障害をきたしたという報告があり，緊急での耳鼻科受診が望ましいです[4]．

Reference

1) 梅田陽子，相澤晴子，島崎千賀，他．外耳道内昆虫異物とその摘出法．東京女子医科大学雑誌．1982; 52: 397–401.
2) Antonelli PJ, Ahmadi A, Prevatt A, et al. Insecticidal activity of common reagents for insect foreign bodies of the ear. Laryngoscope. 2001; 111: 15–20.
3) Friedman EM. Removal of Foreign Bodies from the Ear and Nose. N Engl J Med. 2016; 374: e7. 耳内異物・鼻内異物の review. 動画による解説もあり.
4) Sterling M, Murnick J, Mudd P, et al. Destructive otologic foreign body: dangers of the expanding bead. JAMA Otolaryngol Head Neck Surg. 2016; 142: 919–20.

＜藤原崇志＞

急に耳が聞こえなくなりました

3

> **Point**
> - 急に耳が聞こえないという主訴でも鼓膜所見をとり，急性中耳炎，滲出性中耳炎を除外する．
> - 外リンパ瘻が疑われる場合，両側難聴の場合，翌日必ず耳鼻科に紹介する．
> - それ以外の一般的な耳鼻科疾患で緊急での耳鼻科紹介を要するものはまれ．

　急に耳が聞こえなくなったというのはよくある耳鼻科の症状の一つです．日中であればこのような症状であれば耳鼻科を受診すると思われ，耳鼻科医以外が診るのは夜間 ER だと思いますが，基本的には翌日耳鼻科受診としてもらったらと思います．

急に耳が聞こえなくなった患者が来た場合の診察は？

　まずは問診でいつから症状があるか確認します．突発性難聴であれば多くの場合，発症時刻を覚えていることが多いです．また鼓膜所見を確認し急性中耳炎などがないか，また音叉が使用可能であれば伝音難聴がないか確認します．研修医から相談をうけた例で「突発性難聴などを疑うのですが」といわれ実は急性中耳炎だったということもあります．「急に耳が聞こえなくなった」という主訴から突発性難聴を想起してしまうことはよくありますが，鼓膜所見は忘れずに確認が必要になります．あとはめまいの有

無や難聴・耳鳴・耳閉感以外に感覚障害（表情筋知覚，対側感覚）がないか確認します．

　急に耳が聞こえなくなったという患者の対応は「翌日耳鼻科へ」でまず大丈夫なのですが，時々，患者からの質問に対応するのが難しいと夜間に電話相談を受けることがあります．

▶Q 突発性難聴でしょうか，突発性難聴だったらすぐに治療しないといけないんじゃないですか？

　急に耳が聞こえなくなったという患者がきた場合，その多くは突発性難聴（急性低音型感音難聴を含む）になります．突発性難聴の診断基準は，①突然発症（72 時間以内），②高度感音難聴（隣り合う 3 周波数で各 30 dB 以上），③原因不明であることです[1]．耳鳴をよく伴い，めまいを伴う場合もあります．

　突発性難聴については「早く病院を受診して治療しないとよくならない」とよく言われますが，現時点で早期治療については多分よいだろうとされていますが，明白な根拠があるわけではないです．発症早期に受診した人としばらくしてから受診した人を比較した研究で早期受診患者で治癒率がよいという報告はたくさんありますが，いわゆるリードタイムバイアスの影響が示唆されています．突発性難聴の数割は自然治癒するため，発症早期に受診した患者の中には自然治癒する患者が何人か含まれている一方で，発症してしばらくして受診した患者の中にはそういう患者は含まれません．そのため「早く病院に受診しないと突発性難聴は治らない」というのが患者や医療者の中でも強く信じられていますが，1980 年代から 2000 年代にかけて突発性難聴の治癒率は 3〜4 割で大きく変わっていないのが現状です[2]．

　実際どういう治療が突発性難聴の発症早期として推奨されているかですが，2017 年 9 月時点では国内の診療ガイドラインなどはありませんが，米国では突発性難聴の診療ガイドラインがありますが，発症早期の治療で積極的に推奨されている治療はなく，ステロイド治療が治療選択肢にあげられているのみです〔発症してしばらくしてから改善しない場合のステロ

イド治療(内服・鼓室内投与など)を行うことは強く推奨されています][3]. もちろん現時点で早期治療の意義が明確ではないものの，一般的に病気は早期治療の方がよいことは多いですし，患者さんが受診可能な範囲でなるべく早く耳鼻科に受診してもらえたらと思います.

▶Q 突発性難聴といわれましたが本当なんでしょうか？ 頭の CT/MRI は撮らなくてよいですか？

　発症早期に救急外来を受診して，このように聞かれることは多くないと思いますが，発症 1〜2 週間たって改善しない場合にこのように聞かれる場合はあるかもしれません．急性感音難聴として聴神経腫瘍は鑑別にあがるため，その鑑別には MRI 検査が必要となります．突発性難聴は頻度が多く年間 10 万人あたり約 30〜60 人ですが[4]，突発性難聴を契機にみつかる聴神経鞘腫は 1〜5％程度で比較的小さなサイズでみつかることも多いです[5]．聴神経腫瘍も以前は手術摘出が一般的でしたが，MRI の進歩により小さな腫瘍がみつかるようになり，MRI で経時的にフォローしながら大きくなれば手術または放射線治療といったマネジメントも行われるようになっています[6]．若年発症の突発性難聴で過去にも突発性難聴既往があり，聴力像からも聴神経腫瘍が疑わしければ MRI を行うべきです．一方で高齢者の突発性難聴の場合，MRI を行って聴神経腫瘍がみつかっても手術治療など行わずに wait and scan する可能性が高ければ MRI を行う意義は小さくなります．その辺りの判断は難しいと思いますので，耳鼻科に相談してもらえたらと思います．また聴神経腫瘍除外目的以外の MRI の意味合いはほとんどなく，また頭部 CT については choosing wisely にも取り上げられておりほとんど診断的な意味合いはないです.

▶Q めまい，難聴があるのですがメニエールですか？

　めまい，耳鳴り，難聴があることをメニエール症候群といいますが，この言葉がよく使われた時代があり，耳性めまい＝メニエールというイメージがある方が一定数います．そのためこのような質問をされることがよくありますが，他の疾患でも上記 3 つの主訴を認めますし（突発性難聴も上記 3 つの症状を認めます），実際のところメニエール病はめまい患者の中でもわずかしかいません．

　メニエール病はめまい，耳鳴，難聴などの聴覚障害を伴うめまいを "反

復"することで疑われる症状で，初発症状の時点では突発性難聴やほかの急性難聴と区別はつきません．そのため，患者さんからこのような質問された場合には「現時点ではなんともいえないこと，何度もこのような症状を繰り返すようならメニエール病を疑うこと」を伝えて翌日，耳鼻科に紹介してもらえたらと思います．

見逃したくない疾患，外リンパ瘻，両側性感音難聴

　外リンパ瘻は蝸牛の前庭窓や蝸牛窓が物理的に破綻し，小さな瘻孔ができることによって外リンパ液が中耳に漏れることにより難聴やめまいが生じる病気です．強く鼻をかんだり，物理的刺激などで髄液圧が急に上昇することで生じます．治療までの時間が予後に影響することもあり翌日などなるべく早く耳鼻科を紹介受診してもらうようにしてください．病歴としては外因性の圧（爆風やダイビング，飛行機搭乗など）もしくは内因性の圧（重量物の運送やバルサルバなど）がかかったのを契機に，"Pop 音とともに水の流れるような耳鳴"があります．また両側性の感音難聴も鑑別が難しく，翌日聴力検査のできる耳鼻科へ紹介してもらえたらと思います．

その他：流行性耳下腺炎に伴うムンプス難聴

　急に聞こえが悪くなるものとして流行性耳下腺炎に伴うムンプス難聴があります．日本ではムンプスワクチンが任意摂取になっていることもあり，流行性耳下腺炎に罹患し，時にムンプス難聴になることがあります．ムンプス難聴の頻度としては流行性耳下腺炎に罹患した患者のうち 100～500 人に 1 人程度がなるといわれ[7]，そのほとんどは高度難聴で治療法がないのが現状です．2017 年の日本耳鼻咽喉科学会からの調査では少なくとも 300～400 人は年間に罹患していることがわかっています．お子さんのワクチン接種の際に難聴の頻度や治療方法について聞かれるかもしれないため，参考にしてください．

JCOPY 498-06282

Reference

1) 厚生労働省特定疾患急性高度難聴調査研究班 2012 年改訂.
2) 朝隈真一郎，村井和夫．突発性難聴―診断・治療の問題点とそれに対する対応―．Audiology Japan. 2010; 53: 46-53.
3) American Academy of Otolaryngology Head and Neck Surgery. Clinical Practice Guideline: Sudden Hearing Loss. 2012. http://www.ent-net.org/content/clinical-practice-guideline-sudden-hearing-loss
4) 藤原崇志，岡田昌浩，白馬伸洋，他．愛媛県下における突発性難聴の疫学調査．愛媛医学．2014; 33: 182-6.
5) 高橋真理子，村上信吾．聴神経腫瘍と突発性難聴．耳鼻咽喉科・頭頸部外科．2015: 87: 602-10.
6) 村上信五．聴神経腫瘍における Wait and Scan の適応とリスク．Otol Jpn. 2008: 18: 92-5.
7) 国立感染症研究所．ムンプス難聴と聴覚補償．
https://www.niid.go.jp/niid/ja/iasr-sp/2254-related-articles/related-articles-402/3790-dj4026.html

＜藤原崇志＞

顔が動かないのですが

4

Point

- 顔面神経麻痺の大半は Bell 麻痺，Hunt 症候群．診断において画像診断の役割は乏しい．
- Bell 麻痺，Hunt 症候群の治療にはステロイド（PSL 60 mg/day～）と抗ウイルス薬．
- Bell 麻痺，Hunt 症候群では眼の乾燥予防（点眼処方），顔を強く動かさないことを患者にアドバイス．

　顔面神経麻痺には中枢性，末梢性がありますが，顔面神経麻痺の患者さんがこられたら，まずは中枢性はないだろうかと診察をすすめると思います．他の神経脱落所見がないか，額のしわ寄せや構音障害がないかと診て，場合によっては MRI/CT を行い中枢性が否定できればひとまず安心してよいと思います．中枢性が否定できて末梢性となった場合，どんな鑑別があるの？　治療は？　となると耳鼻科医が関わるところなので，診察のポイントをおさえていきます．

末梢性顔面神経麻痺の原因は？

　　末梢性顔面神経麻痺の大半は単純ヘルペスウイルスの再活性化などが原因とされる Bell 麻痺です．そのほかに帯状疱疹ウイルスによる Ramsay-Hunt 症候群が多く，Bell 麻痺と Ramsay-Hunt 症候群で末梢性顔面神経麻痺の 9 割以上を占めます．その他にも腫瘍性（外耳癌，耳下腺癌，顔面神経鞘腫），中耳炎（急性中耳炎，真珠腫性中耳炎）などで生じます．頻度

JCOPY 498-06282

としては色々な報告がありますが，倉敷中央病院を 2009 年 10 月～2016 年 9 月に受診した患者だと 表1 のようになり，ほとんどが Bell 麻痺なのがわかります[1]．もちろんライム病，糖尿病やサルコイドーシス，甲状腺機能低下症や HIV 感染などでも生じますが，言い出すとキリがないですしごくまれなので話としては省きます．

最も頻度が多い Bell 麻痺は除外診断なるため，まずはそれ以外の疾患の除外を行います．とはいえそれほど難しい話ではなく，①鼓膜所見や耳後部の腫脹疼痛，②耳前部腫脹，この 2 つを主に確認すればほとんどの場合十分です．腫瘍性のうち，外耳癌/中耳癌で顔面神経麻痺を生じるような場合，外耳道がすでに壊れている，もしくは鼓膜から腫瘍が観察できる，もしくは難聴などの症状を伴っていることがほとんどです．耳下腺腫瘍では良性腫瘍では顔面神経麻痺は生じませんが，耳下腺癌で麻痺する場合があります．耳下部の触診で以前にはなかった腫瘤を触れる場合，以前から腫瘤があったのが急激に増大する場合などは耳下腺癌を疑い耳鼻咽喉科に紹介ください．また顔面神経鞘腫は身体所見から鑑別するのは困難ですが，通常，反復性の顔面神経麻痺の場合に疑われ，側頭骨 CT/MRI などで診断がつく疾患です．治療を急ぐ疾患というわけではないので，反復性の場合に除外が必要という程度で気にとめておけばよいと思います．耳炎性についても以前から真珠腫性中耳炎を指摘されている，もしくは鼓膜が発赤・膨隆し乳突洞炎を疑うような耳後部腫脹/発赤がある場合がほとんどですので，鑑別については容易だと思います．

表1　末梢性顔面神経麻痺の原因と頻度

Bell 麻痺（ZSH 含む）	743	（90.3%）
Ramsay-Hunt 症候群	60	（7.3%）
腫瘍性（耳下腺癌，外耳/中耳癌，顔面神経鞘腫）	3	（0.4%）
耳炎性（真珠腫性中耳炎，中耳炎/乳突洞炎）	2	（0.2%）
外傷性	6	（0.7%）
術後性（医原性）	9	（1.1%）
合計	823	（100.0%）

頭部 CT/MRI は撮像したほうがよいですか？

　救急外来を受診するケースでは，初療を担当した初期研修医などから「所見からは末梢性が疑われるものの除外診断のために頭部 MRI を撮像したほうがよいか」と聞かれることがあります．また MRI を撮っていない患者で，発症してから数週ごろに「なかなか改善しないので頭部 CT/MRI を撮った方がよいでしょうか」と質問されることがあります．

　MRI の位置づけは担っている医療現場のセッティングにもよると思います．患者を診ている場所が診療所であれば CT/MRI の検査域値は高いでしょうし，逆に 3 次救急を担うような病院であれば比較的容易に CT/MRI が行えると思います．基本的には CT/MRI は不要だと思っていますが，他覚的所見はないものの四肢のしびれや違和感など他の神経脱落所見を疑う自覚症状がある場合には CT/MRI を考えてもよいかもしれません．

　ちなみに Bell 麻痺もしくは Hunt 症候群だろうと臨床医が判断した場合，後日別の疾患と診断される割合は 0.5% 程度です[1,2]．別の疾患の内訳は脳卒中（橋梗塞/出血）が 25%，ギラン・バレー症候群が 10% 程度です．急性期に CT/MRI を撮像する目的は脳卒中の除外のためになると思いますが，顔面神経のみのピンポイントで症状が出るとすれば橋出血/梗塞がみつかると思います．超急性期を除けば出血なら降圧治療，梗塞（多くの場合はラクナ梗塞）なら抗血小板治療をするといったところになると思います．米国のガイドラインのように画像診断は推奨しないという立場もありますが[3]，急性期に CT/MRI を行いこれらの疾患を見つけるメリットがあれば検査を検討したらよいと思いますし，そうでなければ検査をしないという選択をしたらよいと思います．

Bell 麻痺，Hunt 症候群の重症度分類と治療について

　顔の動きをみて重症度判定を行いますが，柳原 40 点法，House-Brackmann 法などがあります．スコアリングは普段から慣れていないと難しいため研修医などから夜間相談受ける際には，「顔がほぼ左右対称なら軽症」「顔が非対称で眼は力をいれて閉じられれば中等症」「力をいれても眼を閉じられなければ重症」と伝えています 図2．Bell 麻痺の急性期治療はステロイドに加え，重症例では抗ウイルス薬を併用になりますが，軽症だと 2

カ月でほぼ全員が治癒，中等症だと2カ月で8割の方が治癒，重症だと2カ月で半数程度，半年で7〜8割の方が治癒します．またHunt症候群の急性期治療もステロイドと抗ウイルス薬の併用ですが，Bell麻痺に比べると予後が悪いです．

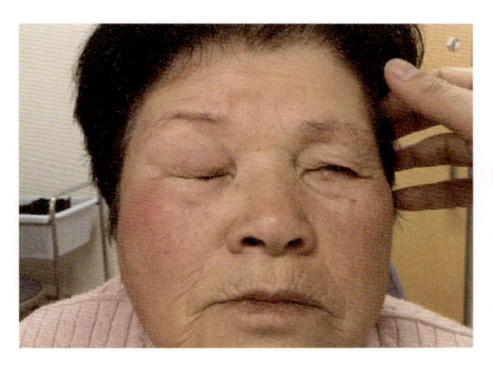

図2 70代女性，左Bell麻痺．発症2日目に来院

強閉眼でも結膜が一部みえ，中等症〜重症と判断し，プレドニゾロン60 mg および抗ウイルス薬を併用して治療．
発症5〜6カ月で表情筋の動きはほぼ元に戻った．

　ステロイド，抗ウイルス薬の用量については各国ガイドラインによってばらばらですが，プレドニゾロン60 mg/day（1 mg/kg/day）を5〜7日投与し準じ漸減終了（合計10日程度で終了）が一般的です．日本のガイドラインでは120〜200 mg/day も治療選択しとして提示されていますが，高用量のエビデンスが豊富にあるわけではないため耳鼻科医以外は必ずしも処方しなくてもよいかもしれません **図3**．日本顔面神経学会ではステロイドの用量を重症度分類で分けていて軽症ではプレドニゾロン30 mg/day となっていますが，重症度分類に慣れていなければUndertreatmentを避けるためにプレドニゾロン60 mg/day を選択してもらえたらと思います．

　抗ウイルス薬については中等症〜重症のBell麻痺やHunt症候群で使用を検討します．抗ウイルス薬の用量としてはBell麻痺ではバルトレックス® 1,000 mg/day を5日間，Bell麻痺のうち耳後痛，味覚障害，耳介発赤を伴う場合（無疱疹帯状疱疹 ZSH が疑われる場合）およびHunt症候群の場合はバルトレックス® 3,000 mg/day を7日分使用します．ステロイドや抗ウイルス薬の使用にあたってはB型肝炎や糖尿病，腎機能の評価などを忘れずに行う必要があります．ビタミンB_{12}製剤やATP製剤なども慣習的に使用されますが，現時点では効果があるという根拠はほとんどあり

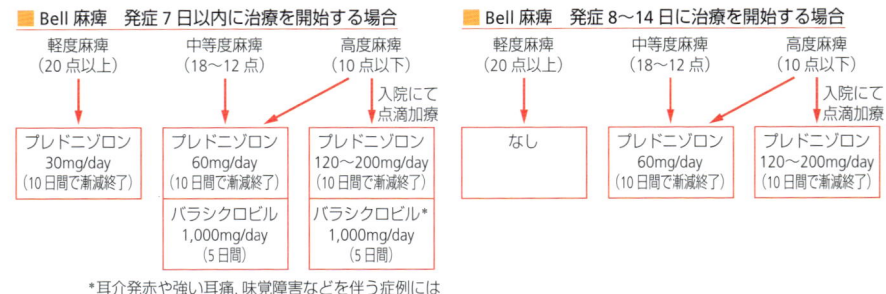

■ Bell 麻痺　発症 7 日以内に治療を開始する場合

軽度麻痺（20 点以上）→ プレドニゾロン 30mg/day（10 日間で漸減終了）

中等度麻痺（18～12 点）→ プレドニゾロン 60mg/day（10 日間で漸減終了）／バラシクロビル 1,000mg/day（5 日間）

高度麻痺（10 点以下）→ 入院にて点滴加療 → プレドニゾロン 120～200mg/day（10 日間で漸減終了）／バラシクロビル* 1,000mg/day（5 日間）

*耳介発赤や強い耳痛, 味覚障害などを伴う症例には不全型 Hunt 症候群を考慮して 3,000mg/day 投与

■ Bell 麻痺　発症 8～14 日に治療を開始する場合

軽度麻痺（20 点以上）→ なし

中等度麻痺（18～12 点）→ プレドニゾロン 60mg/day（10 日間で漸減終了）

高度麻痺（10 点以下）→ 入院にて点滴加療 → プレドニゾロン 120～200mg/day（10 日間で漸減終了）

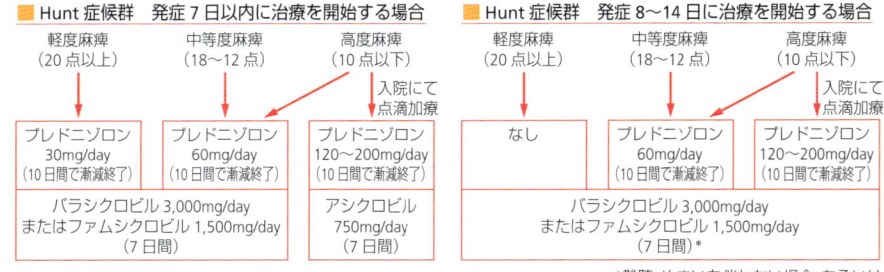

■ Hunt 症候群　発症 7 日以内に治療を開始する場合

軽度麻痺（20 点以上）→ プレドニゾロン 30mg/day（10 日間で漸減終了）

中等度麻痺（18～12 点）→ プレドニゾロン 60mg/day（10 日間で漸減終了）

バラシクロビル 3,000mg/day またはファムシクロビル 1,500mg/day（7 日間）

高度麻痺（10 点以下）→ 入院にて点滴加療 → プレドニゾロン 120～200mg/day（10 日間で漸減終了）／アシクロビル 750mg/day（7 日間）

■ Hunt 症候群　発症 8～14 日に治療を開始する場合

軽度麻痺（20 点以上）→ なし

中等度麻痺（18～12 点）→ プレドニゾロン 60mg/day（10 日間で漸減終了）

高度麻痺（10 点以下）→ 入院にて点滴加療 → プレドニゾロン 120～200mg/day（10 日間で漸減終了）

バラシクロビル 3,000mg/day またはファムシクロビル 1,500mg/day（7 日間）*

*難聴, めまいを伴わない場合, あるいは帯状疱疹が軽度の場合は不要

図3 顔面神経学会の治療指針，ステロイドおよび抗ウイルス薬の用量（ビタミン B$_{12}$製剤，ATP 製剤は省略）

（日本顔面神経研究会編. 顔面神経麻痺診療の手引—Bell 麻痺と Hunt 症候群—. 東京：金原出版；2011.）

ません．なお Bell 麻痺，Hunt 症候群は発症してから 3 日は麻痺が進行しますので，顔面神経麻痺が発症してすぐ来院された場合には数日悪化することを患者さんに伝え，また重症度の判定も注意してください．

耳鼻咽喉科に紹介するタイミングは？

　耳鼻咽喉科に紹介するタイミングですが，以下のように分けて考える必要があります．

①Bell 麻痺，Hunt 症候群以外の顔面神経麻痺

　腫瘍性や耳炎性であれば手術加療なども適応があるため近日中に耳鼻咽喉科受診が必要です．

JCOPY 498-06282

②Bell 麻痺

　Bell 麻痺の急性期治療は主に薬物治療で，軽症例ではステロイド単独治療，中等症～重症例ではステロイドに加えて抗ウイルス薬を併用するというのが標準的な治療です[3~5]．いつ治療を開始するかが予後に大きく影響するため，可能な限り早期治療が必要です．耳鼻科で治療を行うのであれば早急な紹介がおすすめですが，もし自分で治療，フォローするというのであれば必ずしも耳鼻咽喉科の紹介は必要ありません．また発症 14 日以降は薬物治療の効果がほとんどなく治療を行わないこともあり，耳鼻科に紹介する意義は小さくなります．

③Ramsay-Hunt 症候群

　Bell 麻痺と同様にいつ治療を開始するかが予後に大きく影響するため，可能な限り早期治療が必要です．Bell 麻痺と異なり顔面神経麻痺以外にも内耳障害などを生じることがあり，聴力検査など耳鼻咽喉科での検査を行うためにも耳鼻咽喉科へ受診してもらってください．必ずしも耳鼻科を受診したからといってステロイド内服，抗ウイルス薬，角結膜乾燥予防（点眼，眼軟膏）以外の治療があるわけではないので，耳鼻科へのアクセスが悪ければ紹介せずに治療，フォローでもよいと思います．

　Bell 麻痺，Hunt 症候群の重症例では手術治療（顔面神経減荷術）が選択肢になる場合があります．顔面神経減荷術については侵襲性が高いわりに効果がはっきりせず海外のガイドラインでは必ずしも推奨されていませんが[3,4]，日本だと地域によって行われていると思います．手術のタイミングとしては発症 2 週間～1 カ月に行うことが多いため，手術が行われているような地域であれば，重症と判断すればできるだけ早く耳鼻咽喉科に紹してください．

患者さんへのアドバイスは？

　眼が乾燥しないように点眼薬（マイティア® や，OTC 薬のドライアイ点眼など）を使用すること，夜間は眼帯やテープで眼を閉じることを伝えてあげてください．よく涙がでて乾燥してないという患者さんもいますが，涙が出るのは眼が完全に閉じれず乾燥することへの代償として生じているので，涙がよく出る間は点眼，夜間眼帯などをおすすめしてください．また顔が動かないからと言って鏡をみながら顔を「イー」とか「ウー」とか

動かす患者さんもいますが，これは避けるようにしてください．自分で顔を動かす代わりに，外的に力を加え動かしたりマッサージしたりするのは表情筋のこわばりをとり症状が多少緩和するので患者さんにはすすめてあげてください．

Reference

1) 藤原崇志. 当初 Bell 麻痺，Hunt 症候群と診断され，最終診断の異なった症例の検討. Facial N R Jpn. 2017; 37: 121-3.
2) Fahimi J, Nari BB, Kamel H, et al. Potential misdiagnoses of Bell's palsy in the emergency department. Ann Emerg Med. 2014; 63: 428-34.
3) Baugh RF, Basura GJ, Ishii LE, et al. Clinical practice guideline: Bell's palsy executive summary. Otolaryngol Head Neck Surg. 2013; 149: 656-63.
4) de Almeida JR, Guyett GH, Sud S, et al. Management of Bell palsy: clinical practice guideline. CMAJ. 2014; 186: 917-22.
5) 顔面神経研究会. 顔面神経麻痺　診療の手引き―Bell 麻痺と Hunt 症候群―2011 年版. 東京: 金原出版; 2011.
6) 村上信五, 青柳　優, 竹田泰三, 他. 顔面神経麻痺の評価 up-to-date. Facial N Res Japn. 2016: 36: 9-10.

<藤原崇志＞

JCOPY 498-06282

発熱，鼻汁，頭痛があります

5

> **Point**
> 🦻急性細菌性副鼻腔炎の判断は 10 日間ルールを活用する．
> 🦻基本的な方針は Wait and See strategy !!
> 🦻臨床症状，重症度，患者の抗菌薬使用歴と耐性菌の可能性を考慮して治療を選択する．

　一般診療で鼻水を主訴に来る患者さんは多いと思いますが，それに顔面痛や顔面圧迫感が伴ってきた場合にはグッと急性副鼻腔炎の診断に近づくのは読者の皆様も経験があると思います．まずそのような患者さんが来た場合に行うべきことは，①急性か慢性かの判断，②急性副鼻腔炎鑑別，③治療方針を決定する為の重症度，これらを考える為の情報を集めます．

　まず急性副鼻腔炎の定義を振り返りましょう．急性副鼻腔炎は急性に発症し，罹患期間が 4 週間以内と短く，鼻閉，鼻漏，後鼻漏，咳嗽を認め，頭痛，頬部痛，顔面圧迫感などを伴う疾患と定義されています．

鼻汁・顔面痛の患者が来た時に問診/診察すべきこと

▶①急性か慢性か？

　本邦・国際基準双方で急性副鼻腔炎は 4 週間以内とされており，まずその症状の持続期間を確認します．ちなみに，亜急性では 4 週間から 12 週間，慢性は 12 週間以上と定義されています．多くの場合は，先行してウィ

ルス感染があるので，その後に 1～2 週間程度併発していないか経過を注意深く聴取することが重要です．急性副鼻腔炎のうち症状の経過が 10 日未満で自然軽快する急性ウィルス性副鼻腔炎がほとんどを占めており，一方で急性細菌性副鼻腔炎の特徴は 10 日以上症状が改善しない，発熱や膿性鼻汁・顔面の痛みなどが少なくとも 3～4 日以上続く，一度ウィルス性の上気道炎症状が少し改善した後に上記の症状がさらに強く現れる二峰性の経過をとるなどがあげられます．

▶②急性副鼻腔炎鑑別のための情報

　上述の定義を見れば，一つ一つの所見や症状から頭頸部・上気道の類縁疾患が鑑別に上がります．一番多いのは，御察しの通りただの感冒です．感冒は急性副鼻腔炎の先行感染であることが多く，そもそもオーバーラップしているので明確に両者を区別することは難しいです．詳細は別項に譲りますが，感冒は鼻・副鼻腔症状と咽頭痛と咳嗽・白色痰などの気道症状が同程度で出現することが多く，また顔面痛や顔面圧迫感などは出現しにくい事が一つの重要な違いになります．患者さんは膿性の鼻水を「痰」と訴えて来ることもあるために，それが咳と同時に排出されたのか，鼻をすすった時に排出されたのかを確認する攻める問診をしてみましょう．他の鑑別にあがるのが，非感染性の鼻炎（アレルギー性鼻炎など）で，特に鼻水，鼻の痒み，くしゃみなどの鼻炎症状が主体であり，咽頭痛や咳嗽などがないことから判断することができます．顔面痛の点からの鑑別では，三叉神経痛，帯状疱疹初期，癌性疼痛，側頭動脈炎，顎関節症などもあがりますが，鼻炎副鼻腔炎症状がないことから鑑別は容易です．上顎洞ではなく，前頭洞の圧痛は機能性頭痛の延長に起こることもあるためにそれらも考慮します．また齲歯などから炎症が波及した歯性上顎洞炎を考慮した場合は口腔内の確認と歯科治療に関しても情報を集める必要があります．

診断のための検査について

　通常の急性ウィルス性副鼻腔炎を考慮した場合には培養や画像検査は一切不要ですが，細菌性感染の合併を考慮した場合は鼻汁塗抹検査（Eosinostein 染色など），副鼻腔炎 X 線（Caldwell 法，Waters 法）や副鼻腔 CT を検討します．鼻副鼻腔ファイバーが可能であれば中鼻道より膿性鼻汁の漏出を認め，粘膜は発赤・腫脹している事が確認できます．膿性鼻汁も検体の取り方によっては常在菌を複数拾う可能性があり解釈は難しくな

JCOPY 498-06282

ります．

　現時点で急性副鼻腔炎の診断において世界的に標準化された検査のアルゴリズムというものはありません．実際のところは施設や地域によって差があると思われます．生来健康で併存疾患もないような 20〜30 代で，発熱・頭痛・膿性鼻汁に加えて下を向くと頬部が痛いといった典型的な患者であれば臨床診断のみで急性細菌性副鼻腔炎と診断することもあります．画像診断についても副鼻腔炎として非典型的な患者で除外目的として検査することはありますが，必ずしも検査をしているわけではありません．併存疾患があり診断を間違えたくない，過去に抗菌薬投与があり起因菌を正確に特定したいといった場合には検査を行えばいいと思いますし，そうでなければ経過や身体所見で診断を行うのが現実的です．

急性副鼻腔炎の治療

▶③治療方針を決定するための重症度を考える

　治療は大きく対症療法と抗菌薬投与の 2 つです．前者は痛みや発熱に対してアセトアミノフェンや NSAIDS の内服以外に，ウィルス性・細菌性双方に経鼻ステロイド薬の有効性もいわれているようです（これは NNT15 程度）．

　細菌による急性副鼻腔炎であると診断を下した場合の治療は，免疫抑制状態ではなく，フォローアップが可能な場合は他国では Wait and See 戦略をとることが多いです．一方で本邦の急性副鼻腔炎診療ガイドラインでは軽症から重症を分類した上で抗菌薬治療を検討するようにアルゴリズム化されています．急性細菌性副鼻腔炎の 3 大起因菌はインフルエンザ桿菌，肺炎球菌，モラクセラ・カタラーリスとされており，これに黄色ブドウ球菌や嫌気性菌が混入することも考えられるために必要に応じてこれらをカバーするように治療を検討しましょう．

　治療は全てのケースで鼻処置を優先しますが，非耳鼻科医師が診療を行うことが多い一般外来や救急外来のセッティングではあまり現実的ではありません．

　抗菌薬の選択に関しては，本邦のガイドラインでは臨床症状と鼻腔の所見から重症度をつけた上で考慮するとなっています．要約すると急性鼻副

表1 処方例

	小児	成人
軽症	5〜7日経過観察	5〜7日経過観察
中等症	アモキシシリン常用量	アモキシシリン高用量，アモキシシリンクラブラン酸
重症・耐性菌のリスクあり	アモキシシリン高用量	アモキシシリン高用量，アモキシシリンクラブラン酸など

　鼻腔炎の臨床症状から小児では鼻漏，不機嫌・湿性咳嗽，鼻汁・後鼻漏の鼻腔所見を症状・所見に応じて合計点数をつけて，軽症（1〜3），中等症（4〜6），重症（7〜8），の判定を行います．成人では小児の不機嫌・湿性咳嗽の代わりに顔面痛・前頭部痛を評価し同様に重症度の判定を行います．小児・成人共に軽症例では抗菌薬を投与せずに5日間の対症療法を行った上で再度評価することが推奨されています．改善のない場合や中等症以上や耐性菌も考慮する必要があると判断した場合には高用量アモキシシリン（AMPC 30〜80 mg/kg/day）やその他経口セフェムや広域抗菌薬の投与を行います（詳細はガイドライン参照）．

　一方，米国のガイドラインをみると7日間の経過観察を持って症状が変わらない，増悪する場合にのみアモキシシリン・クラブラン酸を中心とした抗菌薬投与が検討されるとありますが，この根拠として複数のメタアナリシスによれば急性副鼻腔炎治療に対する抗菌薬の有効性はNNT13-18程度とされる一包で，副作用の頻度の方が勝る可能性を指摘されているためです．残念ながら抗菌薬の投与量や種類に関しては定まった情報は乏しく，本邦の推奨薬・使用量が他国とかなり異なるために，エンピリックセラピーを行う場合には自施設のアンチバイオグラムや内服後のバイオアベイラビリティーを考慮して，ケースバイケースで判断して下さい．いずれにしても，どこの何の菌による感染であるかを常に考慮する姿勢がとても重要です．

その他　耳鼻科コンサルとのタイミング

　上記の初期治療を行うも改善を認めない場合，また眼窩内・頭蓋内合併症が疑われる場合には早急に耳鼻科専門医に紹介してください（激しい頭

JCOPY 498-06282

痛や，眼痛・眼瞼腫脹など症状を認める患者は，頭蓋内合併症の脳膿瘍，髄膜炎，海綿静脈洞血栓症や眼窩内合併症である眼窩蜂窩織炎，眼窩骨膜下膿瘍などを評価する）．

表2 急性副鼻腔炎のスコアリングシステムと重症度分類

臨床症状と鼻腔所見の合計点で重症度を判定する．

成　人		なし	軽度/少量	中等以上
臨床症状	鼻漏	0	1 （時々鼻をかむ）	2 （頻繁に鼻をかむ）
	顔面痛・前頭部痛	0	1 （がまんできる）	2 （鎮痛薬が必要）
鼻腔所見	鼻汁・後鼻漏	0 （漿液性）	2 （粘膜性少量）	4 （中等量以上）

軽症：1〜3，中等症：4〜6，重症：7〜8

小　児		なし	軽度/少量	中等以上
臨床症状	鼻漏	0	1 （時々鼻をかむ）	2 （頻繁に鼻をかむ）
	不機嫌・湿性咳嗽	0	1 （咳がある）	2 （睡眠が妨げられる）
鼻腔所見	鼻汁・後鼻漏	0 （漿液性）	2 （粘膜性少量）	4 （中等量以上）

軽症：1〜3，中等症：4〜6，重症：7〜8

付記）発熱（38.5℃以上）の持続，顔面腫脹・発赤，炎症所見（血液検査）などが認められる場合は，急性鼻副鼻腔炎合併症として画像診断等が必要である．

（日本鼻科学会，編．急性鼻副鼻腔炎診療ガイドライン[1]より）

Reference

1) 日本鼻科学会，編．急性鼻副鼻腔炎診療ガイドライン．2010 年版（追補版）．
2) Clinical Practice Guideline (Update) : Adult Sinusitis Otolaryngology-Head and Neck Surgery. 2015; 152: S1–S39.

＜和足孝之＞

急に喉が痛くなりました

6

> **Point**
> - Killer sore throat として，①急性喉頭蓋炎，②扁桃周囲膿瘍，③咽後膿瘍，④Ludwig's angina（顎下膿瘍），⑤Lemierre 症候群など．
> - Killer sore throat を疑う症状は，「人生最悪の痛み」「開口障害」「つばが飲み込めない（流涎）」「Tripod position（三脚のような姿勢）」．

　咽頭痛患者をみるときには Killer sore throat の存在を忘れてはいけません．Killer sore throat としては物によって種類が異なりますが，①急性喉頭蓋炎，②扁桃周囲膿瘍，③咽後膿瘍，④Ludwig's angina（顎下膿瘍），⑤Lemierre 症候群などがあり，そのほかに無顆粒球症やアナフィラキシーショック，急性心筋梗塞や頸動脈解離，椎骨動脈解離などを追記しているものもあります．Killer sore throat の特徴として「人生最悪の痛み」「開口障害」「つばが飲み込めない（流涎）」「Tripod position（三脚のような姿勢）」があります．咽頭痛患者の中からいかに Killer sore throat を鑑別していくかは，風邪診療マニュアル（山本舜悟編著，日本医事新報社）など良書がありますが，耳鼻科医からみたマネジメントをまとめています．

扁桃周囲膿瘍

　扁桃炎に続発して生じることが多く，扁桃炎として加療したのちに咽頭痛，開口障害，嚥下しにくさが生じた時に考えます．活動性の感染として

発熱を伴う場合もあれば，抗菌薬で細菌は死んでいるものの Cold abscess として膿瘍腔のみ残存し発熱を伴わない場合もあります．

　診断自体は咽頭所見で容易につきます．**図1** および **図2** は左扁桃周囲膿瘍の方の写真です．**図1** の患者さんでは口蓋垂が右に偏移し，口蓋弓が左側が尾側に下がっています．CT でも口蓋垂が右側に偏移し，左口蓋弓が下がっているのがわかると思います **図1B**．**図2** は別の方の写真ですが，口蓋垂の右方偏移はないものの左口蓋弓が右に比べて下がっているのがわかります．

　治療は穿刺/切開排膿と抗菌薬投与（口腔内嫌気性菌が半数を占め，それらをカバー）です．膿瘍が大きければ切開排膿しないと治癒が得られないことが多いですが，膿瘍が 1.5 cm 程度と小さければ穿刺/切開排膿をしなくても治癒率は穿刺した場合と遜色なく 9 割を超えるので抗菌薬投与のみで様子をみることができます（そもそも 1 cm 以下だと小さすぎて穿刺できないという場合もありますが）[1]．

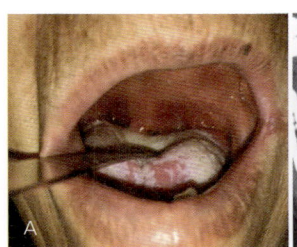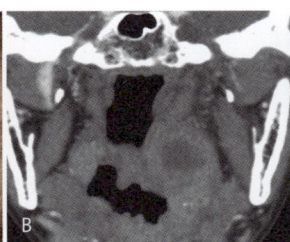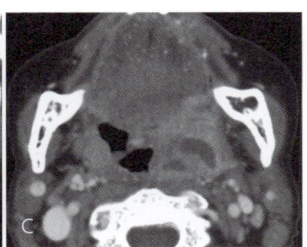

図1 左扁桃周囲膿瘍（咽頭写真および CT）

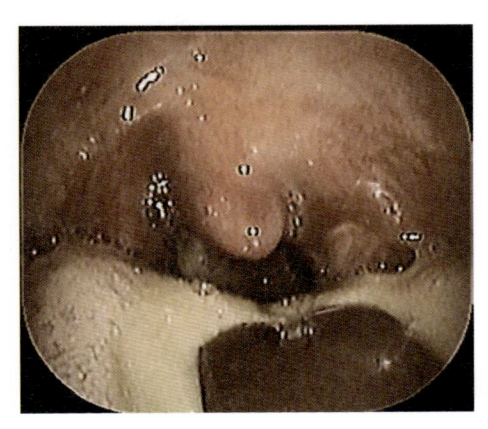

図2 左扁桃周囲膿瘍（咽頭写真）

基本的には耳鼻科へ紹介でよいと思いますが，深夜かつ僻地で耳鼻科医が近くにない場合などは翌日まで待って紹介してもらって構いません．翌朝まで待てるかどうかのポイントとしては以下の2つです．

- 膿瘍が咽後膿瘍（または降下性縦隔炎などの頸部膿瘍）に進展していないか
- 喉頭蓋炎を併発し気道狭搾をきたしていないか

膿瘍が扁桃周囲膿瘍以外の場所まで進展している場合は緊急での手術が必要ですし，喉頭蓋炎などで気道閉塞があれば気管挿管/気管切開などを要するためすぐに紹介してください．

急性喉頭蓋炎

喉頭蓋が腫れときに窒息する病気です．咽頭所見が乏しいにもかかわらず強い嚥下時痛がある場合などに疑います．症状としては咽頭痛，嚥下時痛，声の変化（ふくみ声）などがあります 表1．ただ残念ながら特徴的な症状というのはなく，ウイルス性上気道炎でも咽頭痛，嚥下時痛，嗄声は生じます．前頸部圧痛というか舌骨の圧痛は特徴的なサインとされますが，ロキソニンなど解熱鎮痛薬を飲むと痛みが軽減し所見としてみられないことが経験上多いです．流涎，呼吸困難/Strider，激しい嚥下時痛があれば急性喉頭蓋炎を疑う，それ以外の咽頭炎でも必ず鑑別として考えておくぐらいの対応しかできないのかなと思っています．

表1 急性喉頭蓋炎の症状

	成人	小児
咽頭痛	91%	50%
嚥下時痛	82%	26%
嗄声	79%	79%
前頸部圧痛	79%	38%
呼吸困難	37%	80%
Strider	27%	80%

(Mayo-Smith MF, et al. Chest. 1995; 108: 1640-7[4])

JCOPY 498-06282

検査としては頸部軟線で喉頭蓋の腫脹（Thumb sign）や喉頭蓋谷の消失（Vallecula sign）を確認します 図3. 感度特異度は80%程度なので[2,3]，流涎がある場合，もしくは激しい咽頭痛・声の変化など複数の急性喉頭蓋炎様の症状があればファイバーで評価してください．特に右側の写真のように喉頭蓋が腫れず喉頭披裂部が腫れるような場合もあるので，頸部軟線だけで除外できたと判断するのは危険な場合もあります．

急性喉頭蓋炎を疑ったらすぐに耳鼻科医に相談してもらえればと思います．もし耳鼻科医がいなければ耳鼻科医のいる病院に移動してもらうことになると思います．その場合，ステロイドの投与について転送先に相談の上，投与してもらえればと思います．

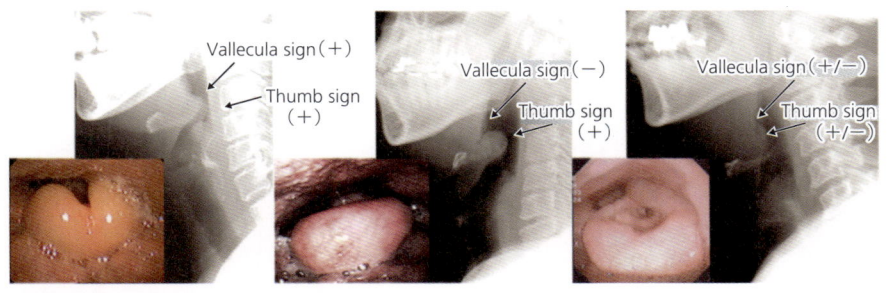

図3 急性喉頭蓋炎患者の頸部軟線と喉頭ファイバー

咽後膿瘍，Ludwig's angina（顎下膿瘍）

咽後膿瘍 図4 は咽頭後壁に膿瘍形成した状態で，発熱，咽頭痛，嚥下時痛をきたし，呼吸困難をきたす場合もあります．初期症状で来院し，咽頭後壁の腫脹や頸部軟線で指摘されてみつかることもありますが，多くは頸部腫脹などをきたして救急を受診し指摘されることがほとんどです．

頸部腫脹まで生じている場合は鑑別は容易と思いますが，咽頭後壁の腫脹のみの場合には膿瘍の部位が尾側気味だと鑑別にあげにくい場合もあります．急性喉頭蓋炎でも使用される頸部軟線は診断の補助となり，咽頭後壁−頸椎前面の距離はC2〜3レベルで7 mm，C6レベルで小児14 mm，成人22 mmとされ，これを超えると咽後の腫脹が疑われます．

Ludwig's angina は口腔底〜顎下の膿瘍になります．歯関連の感染や顎

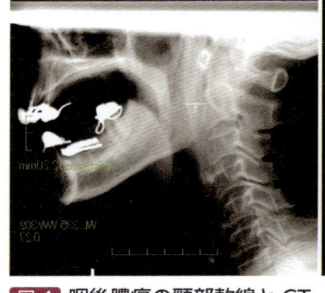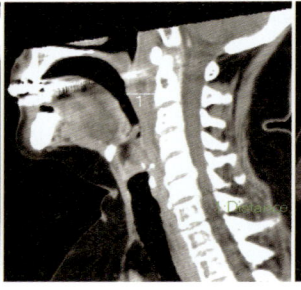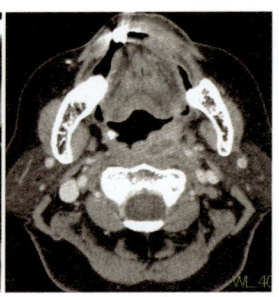

図4 咽後膿瘍の頸部軟線と CT
60 代女性．3〜4 日前からの咽頭痛あり，嚥下時痛も生じたため来院．
来院時に咽頭後壁の腫脹を認め，造影 CT で咽後膿瘍と診断された．
膿瘍は咽頭後壁に限局し，経口腔で切開排膿．

下腺炎を契機に顎下部が腫脹する疾患です．顎下部が腫れてくるので鑑別は容易と思います．膿瘍ですので切開排膿が必要になります．咽後膿瘍やLudwig's angina などの膿瘍は基本的にはみつかり次第，切開排膿になります．疑われた時点で耳鼻科医に相談してもらえればと思います．

Lemierre 症候群

　口腔咽頭の感染症から内頸静脈に波及して血栓性静脈炎を生じ，肺や間接，骨に播種性感染を起こす重篤な疾患です．抗菌薬が一般的になったためかあまりみることはなく，自分自身，幸か不幸か遭遇したことはありません．症状としては発症初期は上気道炎などと鑑別は困難ですが，血栓が血流にのり肺塞栓になったり肺膿瘍など播種性感染が生じると鑑別は容易とされます．致死率は高いため，扁桃周囲膿瘍や頸部膿瘍が疑われて造影CT を撮像する際には Lemierre 症候群を疑うような内頸静脈血栓がないか確認することが重要です．

JCOPY 498-06282

Reference

1) Souza DL, Cabrera D, Gilani WI, et al. Comparison of medical versus surgical management of peritonsillar abscess: A retrospective observational study. Laryngoscope. 2016; 126: 1529-34.
2) Fujiwara T, Okamoto H, Ohnishi Y, et al. Diagnostic accuracy of lateral neck radiography in ruling out supraglottitis: a prospective observational study. Emerg Med J. 2015; 32: 348-52.
3) Fujiwara T, Miyata T, Tokumasu H, et al. Diagnostic accuracy of radiographs for detecting supraglottitis: a systematic review and meta-analysis. Acute Med Surg. 2017: 4: 190-7.
4) Mayo-Smith MF, Spinale JW, Donskey CJ, et al. Acute epiglottitis. An 18-year experience in Rhode Island. Chest. 1995; 108: 1640-7.

<＜藤原崇志＞

第1部　ER・救急・病棟当直編（症候学）

急にめまいがします

7

> **Point**
> 🔊 めまいは持続時間，惹起因子で分類する．
> 🔊 前庭性片頭痛など pit fall になりがちな鑑別もあげられるように
> なろう．
> 🔊 MRI は急性期では感度は低く HINTS/HINTS plus などをうまく
> 活用しよう．

　「めまい」を訴えて救急外来を受診する患者さんにはよく遭遇します．「めまい」の患者さんが来たと聞いて嫌だなと思ったり苦手だなと思ったりする方は多いと思います．「めまい」は曖昧な言葉で，人によってそのとらえ方が大きく異なるため，非常に広い範囲の症状が含まれ鑑別が多岐にわたります．時に出血性ショック（急性消化管出血，子宮外妊娠など）の症状としてめまいを主訴として来院する場合もあります．まずは Vital Signs を確認し，心血管性（急性冠症候群，不整脈，大動脈解離，肺塞栓症）や起立性低血圧（急性出血や脱水など）が背景にないかを念頭に置き，眼前暗黒感や意識消失のエピソードを確認しましょう．

Mayo Clinic 3 分類でめまいを分類する

　めまいは性状から回転性（vertigo），浮動性（dizziness），前失神（pre-syncope）に古典的に分類されます．実際にめまいの患者さんで問診を行い性状から分類したことがある医療者は多いと思いますが，めまいの性状を問診で鑑別するのは困難です．実際，救急外来を受診しためまい患者さ

んの91％が複数の分類のめまいを同時に訴え，また再び5分後に問診をすると52％がめまいの性状を変えたという報告もあります[1]．また，AICA梗塞では限局的に前庭神経核や内耳の虚血をきたすため，性状は回転性となり，めまいの性状だけで中枢性か末梢性か鑑別はできません．

さまざまな分類がありますが「めまいの持続時間」，「惹起されるタイミング」に着目したMayo clinic 3分類というのが提唱されています．これは，めまいを，①反復性頭位めまい，②反復性めまい，③急性重度めまいと分類することで高い再現性を示します[2]．覚え方にATTEST（A: associated symptoms, TT: timing and triggers, ES: bedside examination signs, T: additional testing as needed）という語呂合わせがあります[3]．

Mayo Clinic 分類―反復性頭位めまい―

頭位で「惹起」されるめまいが，本分類に当てはまります．ここで注意が必要なのは，末梢性でも中枢性でも頭位変換により症状は「悪化」します．ただし，中枢性では潜時を伴わず，持続時間も1分以上で，繰り返しても減衰しません．このようなめまいの場合，良性発作性頭位めまい症や鎖骨下動脈盗血症候群が鑑別にあがります．

▶良性発作性頭位めまい症（benign paroxysmal positional vertigo: BPPV）

有病率は2.4％と回転性めまいの中では一番多い原因です．耳石の半規管への迷入により起こります．加齢により耳石は変性・脱落しやすくなるため，50〜70歳で発症することが多いです．多くは特発性ですが外傷（17％），前庭神経炎後（15％）にも起こります．女性により多く，男女比は1：2〜3です．

典型的には頭部を後屈した場合，寝返りを打った場合（患側の耳を上にした時）に1〜2秒の潜時を伴い発症します．めまい自体の持続時間は1分以内で，その後に嘔気や軽度のふらつきが続きます．発作間は無症状です．解剖学的に後半規管や外側半規管が就寝時に下向きになるため耳石が落ちやすく，外側半規管型と後半規管型がほとんどを占めます．右を下にして就寝する人が多いからか，患側は右が多いです．同じ方向を向いて毎晩就寝することは発症のリスクです．

潜時を伴うのは，半規管内に迷入した耳石が内リンパ内を移動して異常リンパ流動が生じることでクプラが偏倚して生じるためです．耳石が半規管内の一番下までたどり着けば症状は治まるため，持続時間は1分程度となります．

　外側半規管型では右下頭位と左下頭位で眼振の方向が逆転する方向交代性眼振がみられます．例えば右が患側なら正中から右下頭位に動かすと右外側半規管内で向膨大部への内リンパ流動が起こるため，右向き（地面方向，患側）を急速相とする眼振が現れます．

　クプラ結石症では重みで反膨大部方向に偏倚するため相対的に健側が興奮状態となるため，健側を急速相とする眼振が現れます．

　後半規管型ではDix hallpike testで右または左を下にした懸垂頭位にすると上向き回旋性眼振が出現します．Dix hallpike testは陽性尤度比は7.6であり，末梢性めまいの可能性を上げます．

　治療法は後半規管型ではEpley法，外側半規管型ではLembert法です．

　1週間以内に症状が消失し，27%が1週間から1カ月で症状が消失しますが，4%は6カ月〜1年，3%は1年以上症状が持続します[4]．再発率は約30%と比較的多いです．

　頭位・体位変換で惹起されるめまいは，BPPV以外にもbow hunter症候群（C1/2で椎骨動脈が狭窄），鎖骨下盗血症候群などがあります．BPPVと異なり持続時間は数分以上で蝸牛症状は伴わず脳幹症状を伴うことが多いです．

①座位　　　　　　　　②右/左下懸垂頭位

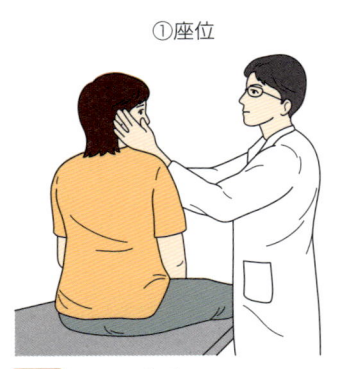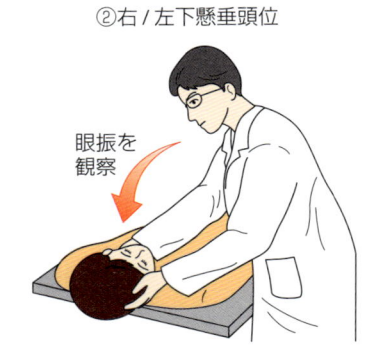

眼振を観察

図1 Dix-Hallpike test
（坂本　壮. 救急外来ただいま診断中！　東京：中外医学社；2015. より引用）

JCOPY 498-06282

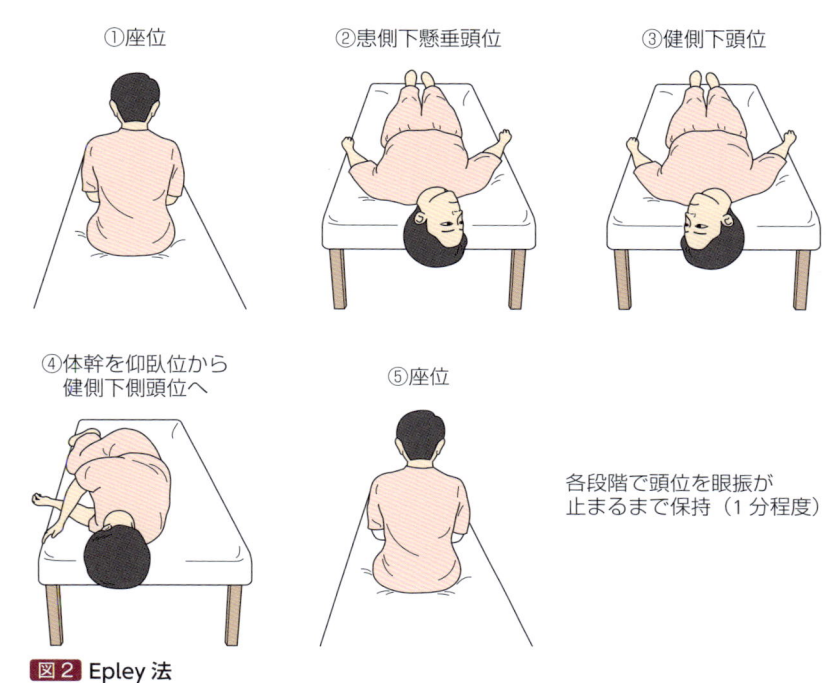

①座位 ②患側下懸垂頭位 ③健側下頭位

④体幹を仰臥位から
健側下側頭位へ

⑤座位

各段階で頭位を眼振が
止まるまで保持（1分程度）

図2 Epley 法
（坂本　壮. 救急外来ただいま診断中！　東京：中外医学社；2015. より引用）

またクプラ結石症と同様に方向交代性背地性眼振を認めても中枢性のことがあります．CPPV（central paroxysmal positional vertigo）と言いPICA 梗塞で多いです．この場合は，体幹失調を伴うため単独座位・歩行が可能かをみて下さい．逆に BPPV らしくても，単独座位・歩行が困難であれば，本疾患を疑いましょう[5]．

▶鎖骨下動脈盗血症候群

背景に動脈硬化が原因であることが多いです．一側の鎖骨下動脈に狭窄があるので，脳底動脈・椎骨動脈から逆流して上腕動脈の血流を補っています．そこで上肢の運動に伴い逆流血液量が増えると，脳幹や小脳の虚血状態が惹起され，意識障害・失神・運動失調・構音障害・運動障害・感覚障害を伴います．左鎖骨下動脈が病変であることが多いです．また若年発症例では高安病の可能性を考えましょう．

　頭位変換にかかわらず生じる，反復性のめまいです．前庭性片頭痛やメニエール病，椎骨脳底動脈不全などでこのような症状になります．

▶前庭性片頭痛

　前庭性片頭痛の診療は「国際頭痛分類第 3 版 β 版」で定義され，自発性反復性めまいの中では最多です．再発性・反復発作性回転性めまいでは BPPV に次ぐ頻度であり，片頭痛の併存がある人では本疾患も考えましょう．めまいは頭痛の前駆症状・発作中に起こることもあります．あらゆる年代に起こりますが，片頭痛の罹患歴が長い人に起こりやすく，閉経後の女性では頭痛に代わって出現することもあります．また小児のめまいの 39％ を占め小児のめまいでは最多です．自発性めまいであり難聴や眼振は伴いません．めまいの持続時間は数分から数時間と長く性状もさまざまで BPPV 様の回転性めまいであることがあります．

　ただし本疾患の診断は除外診断が基本ですので，片頭痛既往歴がある人のめまいを本疾患とせずに，特に初発例，血管リスクがある高齢者では，まずは小脳・脳幹梗塞や小脳出血を除外する必要があります．

▶メニエール病

　30～60 歳に発症する発作性めまいです．内リンパ水腫，自律神経系の緊張異常，ストレスが原因と言われています[4]．急性期の持続時間は数十分から 1～2 時間ですが次第に短縮します．発作時には方向固定性の水平回旋混合性眼振を認めます．本疾患では意識障害は認めませんので，短時間でも意識喪失を伴えばその他の疾患を除外する必要があります[4]．また，聴力低下や耳鳴りなどの蝸牛症状を伴います．聴力低下は低音性（250～500 Hz）です．その他，耳閉感を訴えることが多いです．また，大きな音に過敏となることがあり，これは内耳有毛細胞障害特有の現象である補充現象のためと言われています[6]．メニエール病では前庭神経は正常であり head thrust test は陰性となります．なお，診断基準には反復するめまい発作とあり，初回発作時には診断できないことに留意が必要です．

▶椎骨脳底動脈不全（vertebrobasilar insufficiency: VBI）

病態としては，動脈硬化による狭窄だけでなく，血行力学的に虚血を生じたものも含まれます．血圧低下などが起きた場合に虚血状態となり，急性・一過性に症状を生じます．

症状としては，めまいが最多で約2/3の症例で認めます．その他，多くで構音障害を生じます．梗塞巣がないためにMRIでの確定診断は困難です．脳血管障害の危険因子を有する場合では発作時に転倒，起立，歩行障害があったかどうかを問診しましょう．蝸牛症状を伴わない sudden onset のめまいを繰り返す場合には注意が必要です[3]．

Mayo Clinic 分類—急性重度めまい—

▶前庭神経炎

突然発症のめまい発作で30～60歳に発症します．1～2週間前に上気道炎に罹患している場合が多いです．日常生活に支障をきたすほど症状は強いですが小脳梗塞とは違い，病側への姿勢の傾きはあっても自力での立位保持や歩行は可能です．頭位変換で増悪しますが1～2週間ほどで徐々に改善し，通常は発症後3週間程で完全に回復します．

眼振は頭位によらない方向固定性です．BPPVは三半規管の障害ですが，前庭神経炎は前庭神経自体の障害なので，患側の前庭神経核への入力が低下することで健側の外転神経・患側の動眼神経核への入力が低下します．したがって健側向きの水平回旋混合性眼振となります．

しかし，眼振は初期の数時間を過ぎると注視で抑制され，また検者の指を追うと眼振は消えてしまいます．そこで真っ白な紙を患者の目の前に置いて，方向固定性眼振を観察しましょう．Head impulse test は末梢パターンです．

▶脳卒中によるめまい

脳卒中によるめまいは急性重度めまいで重要な鑑別疾患で，主に後方循環系である脳幹・小脳の血管障害により生じます．高齢初発や脳卒中のリスク因子（高血圧症，心房細動，冠動脈疾患，糖尿病，TIA・脳卒中の既

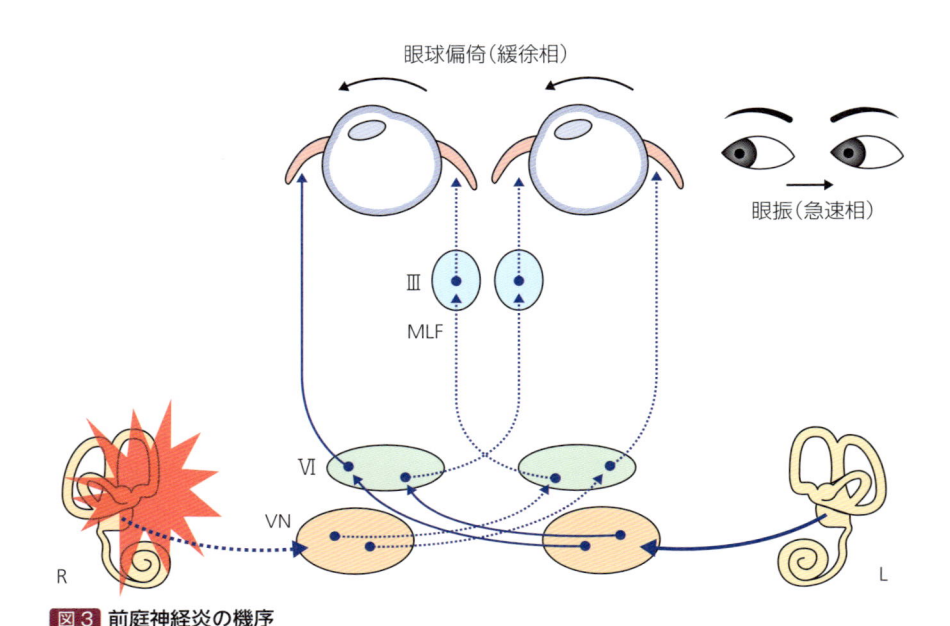

図3 前庭神経炎の機序
(城倉 健. 外来で目をまわさない　めまい診療シンプルアプローチ. 東京: 医学書院; 2013. p.61.)

往，current smoker，脂質異常症など）を持つ場合にまず疑いましょう．特に高血圧症は一番のリスク因子と言われています．また小脳梗塞の患者の72％は2つ以上のリスク因子を持っていたという報告もあり，複数のリスク因子を持つ患者では常にMRIは考慮されます **図4**[7]．随伴症状に後頸部痛を伴う場合には椎骨動脈解離を考慮しMRI撮像の際にはBPASを追加してMRAと比較する必要があります．一般的に脳梗塞では頭痛は伴わないとされていますが後方循環系の脳梗塞ではmass effectなどにより後頸部痛を伴うと言われています（38% v. 12%，$p < 0.05$）[8]．

　また眼振が目立つのにめまいを伴わない両方向性眼振（右方視で右向き眼振，左方視で左向き眼振）は中枢性を示唆します．（末梢性眼振の場合は，中枢性よりも小さな方向一定性の水平回旋性混合性眼振を生じます．）

　その他マロリー・ワイス症候群に至るほどの激しい嘔吐や，頭位を固定してもめまいが残存する場合には中枢性を疑いましょう[9]．

　めまい以外の随伴症状は，脳幹は多数の神経回路が密集しているため，基本的には片麻痺（皮質脊髄路症状），一側体幹知覚の低下（脊髄視床路症状），複視（第Ⅲ・Ⅳ・Ⅵ脳神経脱落症状），口周囲の知覚低下（第Ⅴ脳神

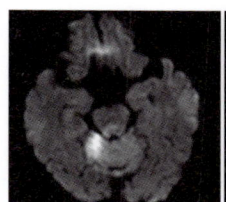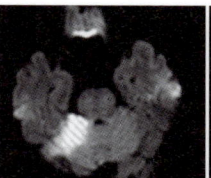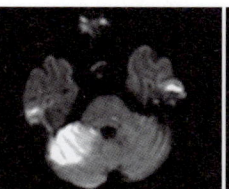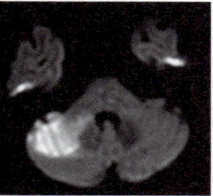

図4 72歳女性，右SCA領域の梗塞，MRI拡散強調画像

経脱落症状）など，脳神経の脱落症状を伴うめまいとなります．

　また小脳は上小脳動脈（superior cerebellar artery: SCA），前下小脳動脈（anterior inferior cerebellar artery: AICA），後下小脳動脈（posterior inferior cerebellar artery: PICA）により灌流され，SCA の支配領域は小脳半球と虫部の上部，AICA の支配領域は中小脳脚の一部と小脳片葉で，PICA は小脳半球と虫部の下部を養います．小脳梗塞で一番多いのは PICA 梗塞**図5**です．（なお正常でも椎骨脳底動脈系由来の PICA や AICA が低形成となる頻度は高く，一方が低形成の場合は同側のもう一方が優位となり AICA が低形成である場合 PICA が AICA 領域を栄養することがあります．ただし反対側からの供給を受けることはありません．）

　SCA や AICA の障害では構音障害と四肢の運動失調が見られるため，指鼻指試験や膝踵試験で異常が指摘できることが多いです．一方，PICA 梗塞では，比較的梗塞巣が大きくても眼振以外の神経学的異常所見が乏しく，構音障害や四肢の運動失調を伴わず，体幹失調や独歩不能がメインとなります．特に高齢者では健常でも歩行がふらつく場合があり座位保持試験（腕を組んで座位をとらせても，異常ならば手をついて足を開こうとする）が有効となります．

　近年着目されている bedside 検査に HINTS や HINTS-plus があります．HINTS では①Head impulse，②Nystagmus，③Test of skew を診察します．①Head impulse test では，正中から 10 度頸部を回旋させて検者の鼻を見続けてもらい，予告せずにさらに 15 度回旋させます．その際，患者の目線が鼻から外れなければ正常もしくは中枢性（＝前庭眼反射は保たれている），行き過ぎてから戻ると末梢性です．②Nystagmus: 左右注視時の方向交代性眼振を認める，③Test of skew: 座位で左右の目を交互に隠し眼球が垂直方向へ偏倚をみます．

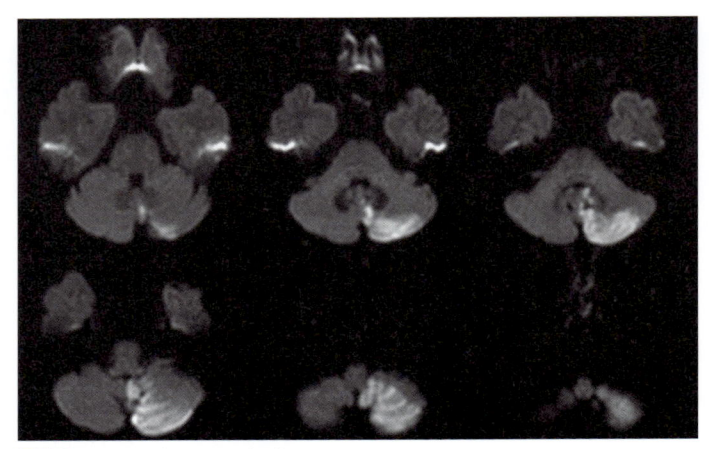

図5 67 歳男性，PICA 梗塞

　脳梗塞の risk factor を持つ AVS（acute vestibular syndrome）の患者 101 例を対象とした報告では，個々の所見の感度や特異度の報告はありませんが，「①で末梢性パターン」，「②で左右注視時の方向交代性眼振を認めない」，「③斜偏倚を認めない」の 3 つが揃えば中枢性めまいに対し感度 100％，特異度 96％とされています[10]．しかし，HINTS では AICA 梗塞では偽陰性となります．なぜなら AICA からは迷路動脈が分岐し内耳を，前前庭動脈が分枝し末梢前庭を栄養します．そのため，AICA 梗塞ではほとんど全例で難聴が起こります．また，前庭神経が障害されるので head impluse test は末梢パターンとなります[10]．そこで AICA 梗塞を見逃さないために，聴力低下の有無を加えたのが HINTS-plus となります．また AICA は小脳以外にも橋外側を灌流しており同側の顔面神経麻痺を伴います．

　なお若者の急性持続性めまいで血管リスクがないにも関わらず head impulse test で中枢性を示した場合は多発性硬化症，脳幹脳炎や Fisher 症候群などを鑑別にあげましょう．

　小脳梗塞は 10〜20％が発症日から悪化し第 4 脳室を圧排することで水頭症のリスクもあるため，脳神経外科へコンサルテーションをしましょう[9]．小脳梗塞の第 3 病日に浮腫のピークが来ます．

JCOPY 498-06282

画像検査のポイント

　頭部 CT では出血や粗大な占拠性病変の検出には有用ですが，急性期脳梗塞の感度は低く，特に後頭蓋窩の脳梗塞を指摘するのは困難で CT が正常でも脳梗塞を否定できません．なお CT で小脳梗塞では血管に沿った（つまり小脳溝に垂直）梗塞巣がみられます．

　脳梗塞の診断には MRI が有効ですが，小さな梗塞の場合では拡散強調画像（diffusion weighted image: DWI）でも，初期の後頭蓋窩の感度は低く発症 3 時間以内の MRI の感度は 73％に過ぎません．また 48 時間以内の MRI が陰性でも脳梗塞の可能性を否定できないことにも注意が必要です．MRI 陰性でも，症状改善に乏しく歩行が困難な場合や HINTS で中枢性パターンを示すなど中枢性が疑わしい場合には 48 時間後の MRI 再検が考慮されます．

　めまいは，いかに中枢性を rule out するかが大切です．しかし基本的に感度 100％の検査はなく，脳血管障害の可能性が 0 ではないことを必ず説明し，症状持続時には再診してもらう，外来フォローをつけるなどの工夫が必要です．

Reference

1) Newman-Toker DE, Cannon LM, Stofferahn ME, et al. Imprecision in patients reports of dizziness symptom quality: a cross-sectiona; study conducted in acute care setting. Mayo Clinic Proceedings. 2007; 82: 1329-40.
2) 長谷川耕平，編．内科救急 見逃し症例カンファレンス M & M でエラーを防ぐ．東京: 医学書院; 2012.
3) JA Elbow. A new approach to the diagnosis of acute dizziness in adult patients. Emerg Med Clin North Am. 2016; 34: 717-42.
4) Prokopakis EP, Chimoma T, Tsaquornisakis M, et al. Benign paroximal positional vertigo: 10-year experience in treating 592 patients with canalith repositioning procedure. Laryngoscope. 2005; 115: 1667-71.
5) 城倉　健，編．外来で目をまわさない めまい診療アプローチ．東京: 医学書院; 2013.
6) 切替一郎，編．新耳鼻咽喉科学．改訂 11 版．東京: 南山堂; 2017.
7) Kevin KA, Brown DL, Lisabeth LD, et al. Stroke among patients with dizziness, vertigo, and imbalance in the emergency department. Stroke. 2006; 37: 2484-7.
8) Tranutzer AA, Berkowitz AL, Robinson KA, et al. Does my dizzy patient

have a stroke? A systematic review of bedside diagnosis in acute vestibular syndrome. CMAJ. 2011; 183: 571-92.

9) 寺沢秀一, 編. 研修医当直御法度. 第6版. ピットフォールとエッセンシャルズ. 東京: 三輪書店; 2016.

10) Kattah JC, Talkad AV, Wang DZ, et al. HINTS to diagnose stroke in the acute vestibular syndrome. Stroke. 2009; 40: 3504-10.

<伊藤由利子>

JCOPY 498-06282

鼻血がとまらないんです　8

> **Point**
> 🦻 鼻血が出た際はまずは，①下を向いて，②鼻翼を圧迫する．鼻にティッシュなどを補助としてつめてもよい．
> 🦻 鼻翼圧迫で止血できなければ鼻腔用タンポンガーゼを用いて止血，可能であれば焼灼術．
> 🦻 それでも止血できなければ 14〜16 Fr フォーリーカテーテルを用いて後鼻孔閉鎖を試す．
> 🦻 オスラー病など血管奇型などある患者では焼灼術は基本的には行わない．

　　鼻出血は日常診療でよく遭遇する症状だと思います．鼻腔には複数の血管が走っていますが 図1，鼻出血の原因としては鼻腔のうち鼻中隔の前方のキーセルバッハ部位は血流が多く，鼻出血の 7〜8 割を占めます．原因疾患のない特発性や，アレルギー性鼻炎や秋冬時期の鼻内乾燥が誘引になって生じる鼻出血がほとんどです．まれに悪性腫瘍や血液疾患，オスラー病などの基礎疾患が原因になる場合があります．

正しい鼻出血の止め方は？
どういうふうに工夫したらよいですか？

　　鼻血の対応ですが基本的な戦略としては，①可能であれば圧迫止血，②

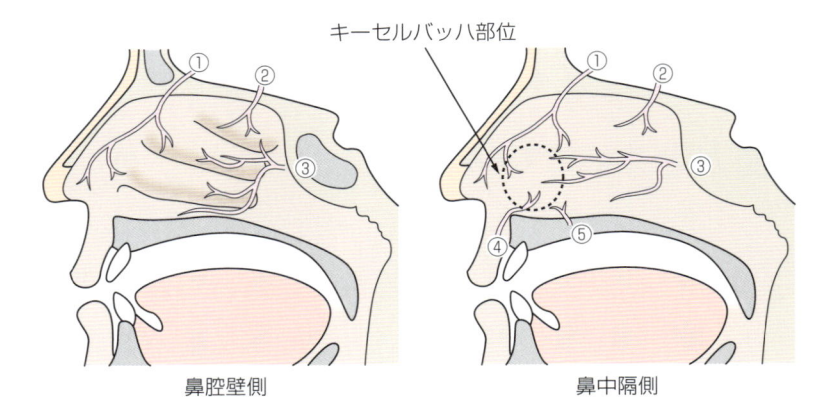

キーセルバッハ部位

鼻腔壁側　　　　　　　　　　鼻中隔側

①前篩骨動脈　②後篩骨動脈　③蝶口蓋動脈　④上口唇動脈　⑤大口蓋動脈

図1 鼻内を走行する血管

圧迫できなければ"血液は集まると固まる"という性質を利用し，血液が流れ出る場所を塞ぐ，という対応になります．鼻血がとまらない患者さんが来た場合，まずは鼻血の原因の8割を占めるキーセルバッハからの出血を想定して対処をします．まずは出血の原因となっているキーセルバッハ部位を，左右の鼻翼を指でしっかりつまんで圧迫します．その姿勢で10分ほど圧迫すれば多くの場合，止血が得られると思います **図2** [1]．

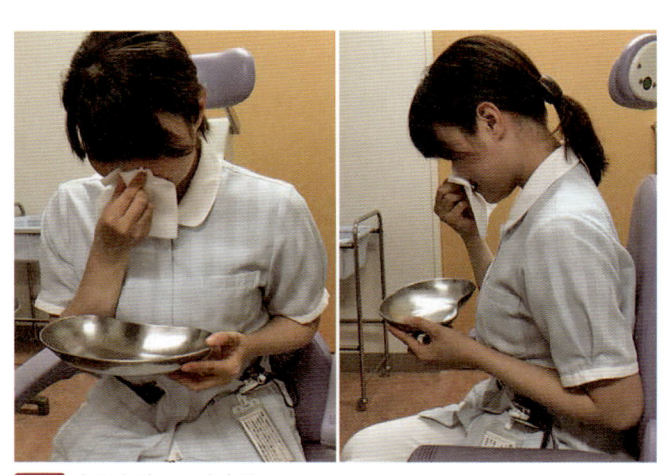

図2 鼻出血時の圧迫方法

JCOPY 498-06282

　鼻を押さえる際，顔を天井にむけて圧迫する患者さんもいますが，下を向いてもらったほうがよいです．これは血液が集まると固まるという性質を利用しているわけです．鼻翼を圧迫しても必ずしもすべての出血部位が圧迫できるわけではないですが，下を向いていればキーセルバッハから出た血液は図のように前下方に流れたまり，鼻血自体が固まり止血に一役かってくれます 図3a ．一方で上を向いていると出血はすべてのどに垂れ込んでしまいます 図3b ．血は集まらないため固まりませんし，そのため止血が得られません．また血液を飲み込んでしまい嘔気嘔吐の原因にもなります．

　止血がなかなか得られない場合，鼻に鼻腔用タンポンガーゼ（場合によりティッシュ）などの詰め物をした状態で鼻翼を圧迫するのは一つの方法です．キーセルバッハ部位は尾翼で圧迫できる位置よりもやや奥にあるため，このような詰め物を使用することでより強く圧迫できます．誤って鼻の中に異物として詰め物が残らないように，何をどのくらい詰めたか覚えておく/記録しておいてください．

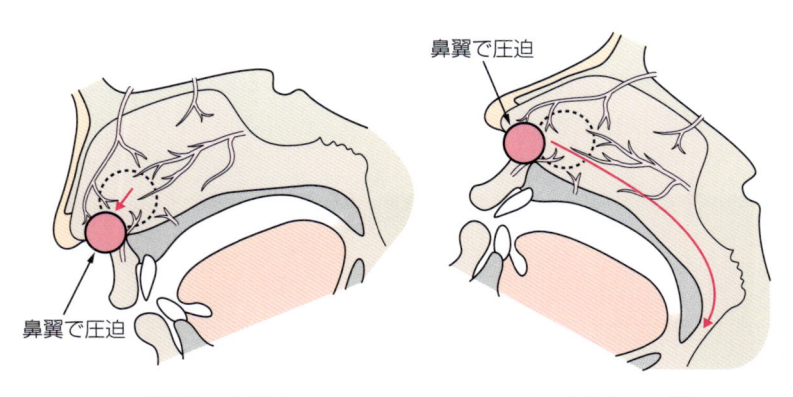

a．下を向いた場合　　　　　b．上を向いた場合

図3 鼻出血時の頭囲（前屈・後屈）と血液の動き

鼻翼を圧迫しても止血ができない場合

　鼻翼を圧迫してもなかなか止血ができない場合があります．一つはキーセルバッハからの出血で，かつ血管が露出しており出血の勢いが強すぎて

止血が得られない場合，もしくは蝶口蓋動脈からの出血など鼻腔の後方からの出血のため鼻翼圧迫では止血が得られない場合です．このような場合，なかなか止血できず出血が多くなる場合もあり，鼻出血の状況をみてルート確保やトラネキサム酸などの投与を判断する必要があります．

▶キーセルバッハからの勢いのある出血

鼻鏡などの観察でキーセルバッハからの出血がわかっている場合，焼灼術が止血の選択肢になります．図4は右鼻腔のキーセルバッハからの出血に対して焼灼術を行ったものです．写真では内視鏡の画像を提示していますが，キーセルバッハからの出血であれば鼻鏡を使用すれば肉眼で観察できます．むしろ肉眼の方が内視鏡よりも見やすいと思います．鼻鏡を用いて止血する場合，①鼻鏡，②吸引嘴管，③焼灼器具，の3つを同時に使用した方がやりやすく，誰かに鼻鏡を持ってもらうのがベストです．

実際に焼灼する直前は，鼻腔用タンポンガーゼや鼻翼による圧迫で多少出血の勢いがおさまっていると思われますので，勢いがおさまっているうちに焼灼術を行います．血がじわじわ出る場合には吸引しながら焼灼します．止血にあたってはバイポーラーでもモノポーラーでも特に問題ありません．軟骨が露出すると鼻中隔に穿孔が生じることもあり，粘膜のみ焼灼する程度の出力で行って下さい．

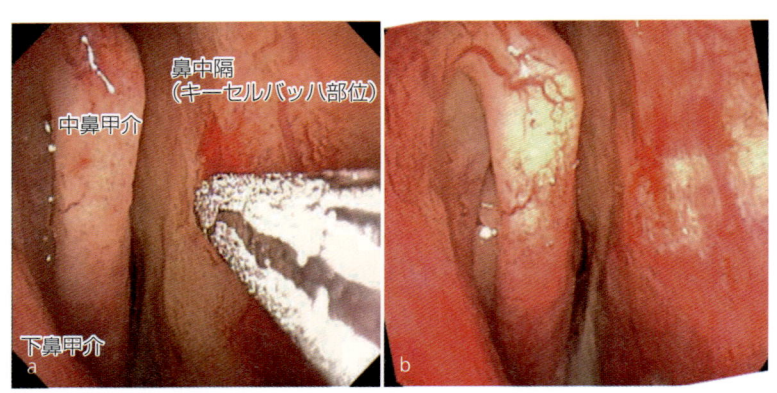

図4 右キーセルバッハからの出血に対する焼灼術
a: 止血前，b: 止血後

JCOPY 498-06282

▶後方からの出血（蝶口蓋動脈など）

　鼻翼の圧迫で止血しない場合として，蝶口蓋動脈などの後ろからの出血があります．①可能なら圧迫する，②圧迫できなければ"血液は集まると固まる"という性質を利用する，という方針は一緒ですが，後方の出血のために内視鏡などを用いないと出血点を確認できず直接止血するのは困難です．盲目的な止血にはなりますが，圧迫が効くようになるべく多く鼻腔用タンポンガーゼをつめたほうがよいです 図5 図6 ．かつ血液が持続的に流れ出るのを防ぐために，鼻内と咽頭をつなぐところ（後鼻孔）を塞ぎます．なるべく多くの鼻腔用タンポンガーゼを入れ，かつ後鼻孔の閉鎖というのを両立させるため，鼻の奥までタンポンガーゼを入れたら上に押し上げ，次のタンポンガーゼを奥まで入れ押し上げという形で，上から順番にタンポンガーゼを置いていき，最後に後鼻孔に鼻腔用タンポンガーゼを留置するようにします．

　こういう形で鼻腔用タンポンガーゼを留置するのは慣れないと難しいため，もし難しいようであればベロックタンポンなどで後鼻孔を閉鎖し，前から適当に鼻に鼻腔用タンポンガーゼをつめるのも手です．この方法であれば後鼻孔さえ上手く塞ぐことができれば，血液自体で鼻腔内が充満し止血効果が得られるため，鼻腔内のタンポンガーゼがきっちり挿入されていなくてもなんとか止血が得られます．ベロックタンポンをおいている施設は必ずしも多くないと思いますが，その場合は尿道バルーン（14〜16 Fr

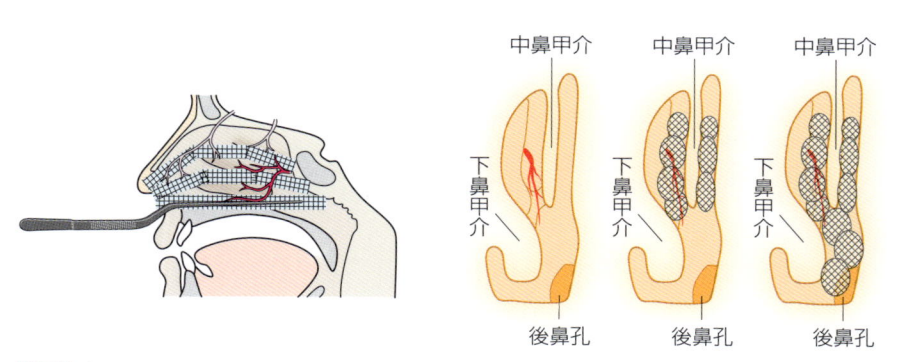

図5　奥からの鼻出血時のタンポンのつめかた
最初は中鼻道，上鼻道にタンポンをつめ，最後に総鼻道をつめることでより多くのタンポンを鼻内に留置することができる．

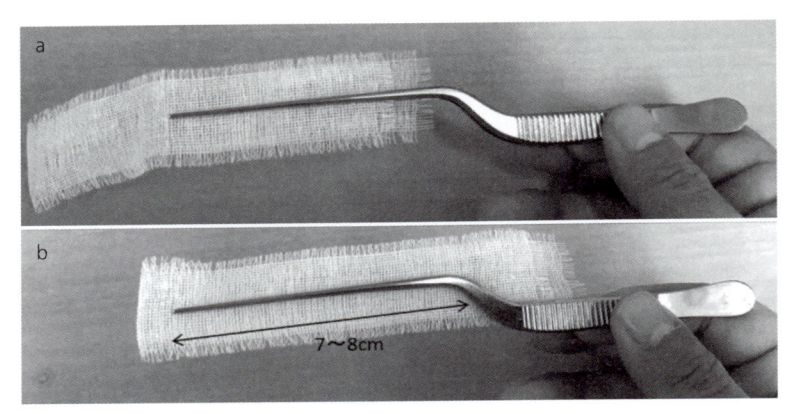

図6 タンポン把持の方法

鼻用鑷子と鼻腔用タンポンガーゼの持ち方．鼻の入り口（外鼻孔）から鼻の奥（後鼻孔）まで成人では7〜8 cmであり，鼻用の鑷子もそれにあわせた長さになっている．後鼻孔にタンポンガーゼ先端がくるように，bのような形で持つことが多い．aのように持つとタンポンガーゼ先端が余り，咽頭に落ち込むことがある．写真の鼻用タンポンガーゼは2×25 cmを2つ折にし，2×12.5 cmにしたもの．

鼻腔用タンポンガーゼはドライなままだと鼻内に挿入する際に抵抗が強いため，何かしらの液体で浸潤させる．多くの場合，ボスミンやキシロカインを混合させたものを使用することが多い（ボスミン外用液0.1％と4％キシロカインを1：9に混合したものなど[2]）．ボスミンは止血用，キシロカインは鼻内処置による疼痛予防のためであり，手に入らなければひとまず生理食塩水のみでも可．

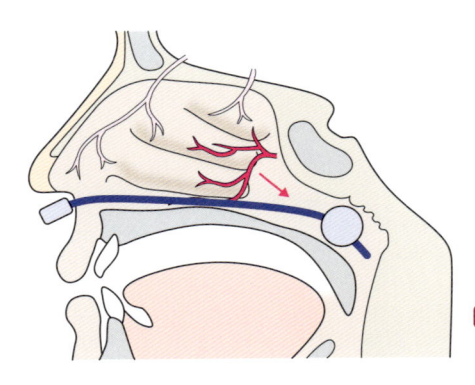

図7 フォーリーカテーテルを用いた鼻出血止血

フォーリーカテーテル）を使用する方法があります 図7 ．鼻腔にカテーテルを挿入し，カテーテルの先端が咽頭腔にみえたことを確認してからバルーンをふくらませます（14 Frの場合，規定量よりも多い8〜12 mL程度注入します）．そして尿道バルーンを引っ張れば，膨らませたバルーンが

後鼻孔を塞いでくれます．引っ張ったバルーンが抜けないように頬にテープで固定し，前から可能な範囲で鼻腔用タンポンガーゼをたくさん詰めれば，鼻腔内は前と後ろからふさがる形になるので，出血した鼻血自体が圧迫効果をもち，止まることがほとんどです．ベロックタンポンや尿道バルーンを要するような鼻出血の場合，耳鼻科医にバルーン抜去などをお願いする方がよいと思いますが，もしバルーン抜去をする場合には止血が得られるまで2～3日は留置した方が安全だと思います．

鼻出血の対応の際の注意点

▶抗血小板，抗凝固薬使用中の場合

特に背景疾患のない鼻出血の場合，アレルギー性鼻炎や鼻腔乾燥が誘引になることが多く秋冬時期に多くなります．その中でも抗血小板薬や抗凝固薬を内服している場合は鼻出血になった場合，止血が得られにくく難渋する場合が多いです．一旦止血が得られたとしても，粘膜が痛んでいるためしばらく（1週間程度）鼻出血が続く場合が多いです．可能であれば抗血小板薬や抗凝固薬の一時的な休薬をしてください．自分自身は処方されている先生に休薬をどのようにしたらよいかなど確認するのが面倒なので，頑張って止血してしまいますが…．通常，抗血小板薬，抗凝固薬を内服している場合，鼻腔用タンポンガーゼなどで圧迫止血しても，タンポンガーゼを抜去するとすぐに再出血する場合があります．そのため，数日タンポンガーゼを留置したり，タンポンガーゼを全部抜去する場合はかわりにサージセル・アブソーバブル（可吸収性止血剤，ジョンソン・エンド・ジョンソン）などを出血部位に留置しています．

▶長期にタンポンを留置する場合

止血がなかなか得られない場合，鼻腔用タンポンガーゼを鼻腔内に2～3日留置する場合があります．ボスミン・キシロカインを浸潤させたタンポンガーゼや乾いたタンポンガーゼを留置した場合，抜去する際に粘膜とひっついてしまうため，もし可能であれば軟膏剤（アズノールなど）をつけたタンポンガーゼに入れ替えて帰宅してもらってください．ずっと体内に異物を入れておくからという理由で抗菌薬入りの軟膏を使用することも

ありますが，2～3日の留置であれば免疫抑制の状態でなければ抗菌薬がなくても必ずしも問題にはなりません．

タンポンについては2×25 cmを2つ折りにし，2×12.5 cmにして当院では使用していますが，鼻出血が収まるのであればどんなタンポンでもよいと思います．代わりのものとしては綿球，もしくはガーゼを切って使う場合などがあると思います．綿球はある程度ボリュームがあり奥でも圧迫が効く変わりに，何個いれたかわかりにくい点がデメリットです．逆にガーゼを切って使う場合は奥で圧迫が効きにくい，ガーゼを切る手間がある反面，鼻内に遺残がしにくいと思います．個人的には鼻内の小さな綿球は鼻内観察した際に出血と区別しづらく遺残になってしまうのが少し嫌ですが，紹介前に何を使用されていても「きっと大変だったんだろうな」と思うぐらいでそれほどその後の処置が変わるわけではないので安心してください．

▶鼻腔内止血タンポン

最近では水分を吸うと拡張する素材/デバイスを用いて，鼻出血の止血に対処する場合もあります（商品名：ライノロケットなど）．耳鼻科医は通常，タンポンガーゼなどで止血が得られるため，鼻出血の止血にこれらのデバイスを使用することはまずないです．耳鼻科医は救急外来で挿入されたこれらデバイスを抜去することになりますが，抜去する側からみると，あまりの圧迫力のために粘膜が痛む（抗凝固・抗血小板服薬中の方ではデバイス抜去後に再度出血し止血に難渋する），抜去時に迷走神経反射がたまに起こるという点がデメリットだなと思います．なかなか止血の得られない鼻出血の場合に使用するケースが多いと思いますが，もし耳鼻科医へ相談しやすい環境であればこういうデバイスを使用する前に相談するのも選択肢かなと思います．またもし使用する場合には，後鼻孔を閉鎖するようにしっかり奥まで留置してもらえればと思います．

▶帰宅させる際の注意点

外来（救急，日中）から鼻血の患者を帰宅させる場合，こうしたらよいというエビデンスがあるわけではありません．ただ鼻血が止まった後は，入浴や運動などの血流が促進される行為は控えてもらうよう伝えています．また鼻腔の乾燥がすすむと出血する可能性が高まるため，鼻腔内にタ

ンポンを留置していない場合でも，外鼻孔を小さな綿球で塞ぐ場合もあります．鼻呼吸ができないので嫌がられる場合もありますが…．

▶その他

　オスラー病など血管奇型に伴い鼻出血が生じている場合，止血のために焼灼しても止血は得られず，焼灼によってどんどん鼻中隔が損傷するという問題があります．場合によっては鼻中隔軟骨が焼灼で壊死し，鼻中隔穿孔が生じることもありますので，オスラー病などの血管奇型に伴う鼻出血の場合には焼灼術は使用しないようにしてください．

　また，ごくごくまれですが鼻腔腫瘍が鼻出血の原因に隠れている場合があります 図8 ．大きな病院の耳鼻科医をやっていてもごくまれにしか遭遇しないですが，頬部腫脹が生じた場合，鼻出血が止血され1〜2週経過し，かさぶた/血餅がないのにも関わらず片側鼻閉が生じる場合などには画像検査（X線，CTなど），もしくは耳鼻咽喉科医への紹介を検討してもよいかもしれません．

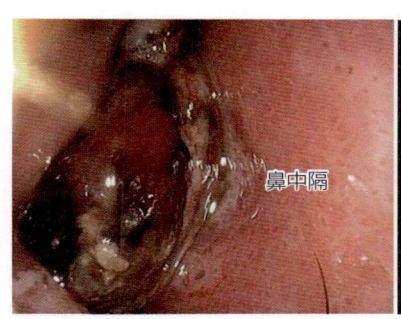 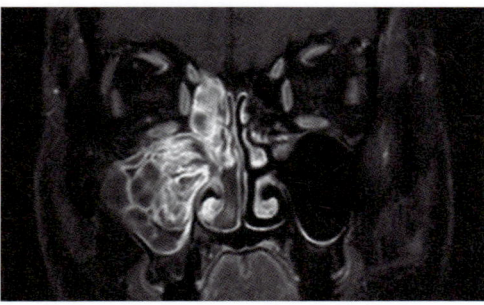

図8 **右鼻腔腫瘍からの鼻出血**

Reference

1) MedicalNot. 鼻血が止まらないときに自分でできる対処法と病院で行う鼻血の治療
   https://medicalnote.jp/contents/160512-002-ET（2017/7/12 accessed）
2) 高橋優二，梅木　寛，宮崎浩充，他．鼻出血．プライマリで一生使える耳鼻咽喉科診療．東京：日本医事新報社；2017. p.62-5.

＜藤原崇志＞

顔面打撲
（鼻骨骨折・眼窩吹き抜け骨折）

9

Point

🦻 触診で鼻骨の軋轢や陥凹，不整があれば鼻骨骨折を疑う．

🦻 鼻骨骨折があれば冷却，安静にし近日中に耳鼻科の紹介．

🦻 眼窩吹き抜け骨折や顔面骨折があればすぐに専門医に紹介を！

　スポーツやけんかなどで顔面を打撲し鼻骨骨折がないか心配で救急外来または診療所を受診される方がいると思います．多くは骨折を伴わず患部冷却と疼痛コントロールで対応できますが，時に鼻骨骨折を伴い処置を要する場合があります．

診察で注意する点，画像診断はいつ撮像すべきですか？

　来院の仕方によりますが，多くは救急車などによる搬送ではなく walk in で来院されると思います．Walk in で来院されるケースでは可能性はほとんどないと思われますが頸椎の損傷は頭の片隅に念頭におきつつ，受傷起点（前方からか，後方からか）を問診していきます．

　診察では鼻骨骨折がないか鼻骨の軋轢や可能，不整などがないか触診，視診で確認します．鼻骨骨折が疑われた場合，軽度の損傷で偏移が少なければ整復術なども行わずに冷却，安静で様子をみることが多く必ずしも CT などの画像検査は行っていません．偏移が大きい場合には整復を要するため，骨折の確認のために CT 検査を検討し，形成外科もしくは耳鼻科へ相談してもらえたらと思います．整復自体は打撲部位の腫脹が減少した時点で行った方が正確になります．受傷後 5〜10 日で整復を行えば整復が

困難になることはないため，緊急での紹介までは不要です．

　また鼻骨骨折が疑われる場合，もしくは受傷が激しい場合には関連する損傷として眼窩吹き抜け骨折や頬骨骨折，下顎骨骨折や目の損傷がないか確認する必要があります．複視や視軸のずれがあれば眼窩吹き抜け骨折を疑い，また開口障害やかみ合わせのずれがあれば下顎骨骨折を疑い，CT検査を行います．その他にまれですが脳性髄液の漏出を疑うような水性鼻汁があればCT検査を行って下さい．

耳鼻咽喉科（もしくは形成外科）への紹介のタイミングは？

　時に顔面打撲で顔面骨折に伴う難治性鼻出血が生じる場合があります．ほとんどの鼻出血は粘膜損傷のみで容易に止血が得られると思いますが，止血が得られない場合，または鼻中隔血腫などがあればその日のうちに耳鼻科へ相談してください．また顔面骨骨折を伴わない鼻骨骨折のみであれば，緊急での紹介は不要です．冷却，安静にして後日，耳鼻科または形成外科へ紹介してください．

　眼窩吹き抜け骨折や顔面骨折まで生じていれば，緊急手術を要する場合もあるため診療経験のある医師（耳鼻科または形成外科）へその日中に相談がよいと思います．なお，眼窩吹き抜け骨折で，横断面のCTのみで確認すると所見がわかりにくく見逃されることがあるため，必ず冠状断で確認するようにしてください　図1．

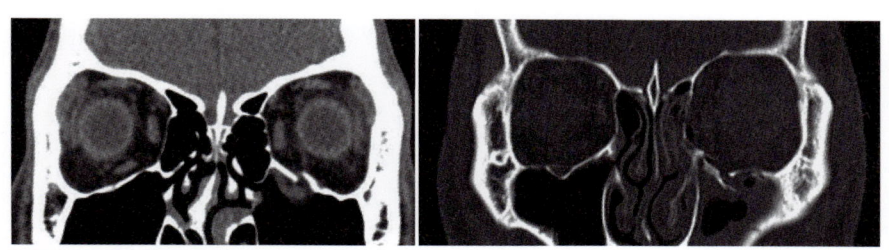

図1　左眼窩吹き抜け骨折の患者
右のように上顎洞所見がはっきりあれば水平断CTで見逃すことはまれだが，左のように軽度の場合は冠状断CTが有用

Reference

1) Kucik CJ, Clenney T, Phelan J. Management of acute nasal fractures. Am Fam Physician. 2004; 70: 1315-20.

＜藤原崇志＞

咽頭異物

10

Point

🦻 気道閉塞が疑われる場合，皮下気腫を伴う場合にはすぐに集学的治療のできる総合病院に紹介・救急搬送を！

🦻 咽頭異物は病歴で原因を特定する.

🦻 ボタン電池の誤飲が疑われる場合にはなるべく早く病院を受診する.

　魚の骨やコインなどさまざまなものを飲み込んだあとに喉に「何かものがある」感じが残り，嚥下時に違和感や咽頭痛を感じ病院を受診されるケースはよくあります．皆さんも「魚の骨が刺さった感じ」を経験したことが一度はあるんじゃないでしょうか．「何かものが刺さった感じ，何かがのどにある感じ」で来院される方の大半はなにもないことがほとんどですが，時々，本当の咽頭異物に遭遇します．

　咽頭異物といっても診療している場によって想定するものは随分違ってくると思います．高齢者の入所施設であれば義歯の誤飲が問題になると思いますし，子どもが多い地域だと魚の骨が刺さったというのが多いです．一般的には2〜5歳の小児と60〜70歳代の中高年をピークに生じ，咽頭異物としては魚骨のほかに有鉤義歯，PTP，針やガラス片，歯科処置具，硬貨，ボタン電池などがあります．異物の大半は病歴を聞けばわかることがほとんどですが，認知症を伴う高齢者などでは，突然の嚥下障害，嚥下時痛などから疑う必要があります．

▶気道閉塞のリスクがある場合

　迷うことはないと思いますが，気道狭搾音や発声困難になるような状態であれば，救急医，耳鼻咽喉科医，集中治療/麻酔科医などが対応できる施設への搬送が必要になります．魚骨やガラス片などの咽頭異物で気道閉塞をきたすケースはそれほどないですが，下咽頭で義歯の金属部分がささり粘膜浮腫を生じたケースは遭遇したことがあります．本人が最も楽な体勢をとり酸素投与をしつつ，対応できる場所に搬送/移動してください．

▶ボタン電池

　ボタン電池は子どもが飲み込んで来院されるケースがあります．多くは咽頭にとどまらずに食道まで落ちている場合がほとんどです．ボタン電池は数時間をへて粘膜障害が生じるため，ボタン電池の誤飲が疑われる場合にはなるべく早く摘出（全身麻酔下での摘出，上部消化管内視鏡など）する必要があるため，そういった対応のできる施設に送る必要があります[1,2]．

▶咳や咳嗽を伴う場合/皮下気腫や縦隔気腫を伴う場合

　呼吸苦や気道狭搾音はないものの，咳や咳嗽を伴う場合（本人が異物を出そうとして咳をしようとしている場合は除く），異物の存在が示唆され，放っておくと誤嚥や誤嚥性肺炎の要因になるため，なるべく早く耳鼻科へ紹介するのがよいと思います．また皮下気腫・縦隔気腫を伴う場合には食道穿孔の合併が疑われるため，摘出が可能な施設へすぐに紹介・緊急搬送してください．

それ以外の場合

▶魚骨異物 図1 図2

　魚骨異物が心配で診療所，夜間救急外来などをおとずれる方は年齢を問わずにいます．まずは病歴を聞いてどんな魚骨かイメージしつつ咽頭を観察して異物がないか確認してください．本人にどこに刺さったか言っても

らいある程度異物の位置を想定します．口腔の魚骨は咽頭観察をすればいいのですが，頸部（下咽頭など）の魚骨異物の有無を身体診察や問診で100％予想するのは困難です．よく診察の時にやるのは，上頸部（甲状軟骨よりも上方で本人が痛がっている側）を圧排しながら嚥下動作をしてもらい，嚥下動作時に本人が意図せず，疼痛で嚥下動作がとまったりする場合には異物の可能性が高いと思っています．実際には異物を100％予測するのは難しく，異物はないだろうと思って喉頭ファイバーをして異物がみつかることもありますし，あまりにも患者が痛がるので異物があるに違いないと思ってCTまで撮って異物がなかったこともあります．

　魚骨異物のうち成人の場合は口腔から観察可能な部位に刺さることは少ないです．一方で小児では口蓋扁桃によく刺さります．意外と口蓋扁桃に刺さった魚骨を見つけることは難しいですが，見つけるコツとしては咽頭をみる際のライトの光量をあげる点です．咽頭を照らすライトを光量が大きいものにすると，骨からの反射波がかえってきて異物をみつけやすくな

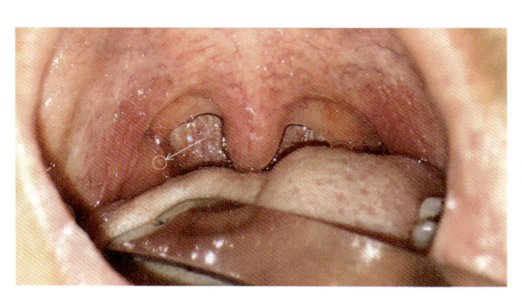

図1
30代女性．うなぎを食べてから右咽頭に疼痛あり．右扁桃に白色調の部位あり，舌圧子でふれると突起があり，鉗子でつまむと魚骨を認めた．

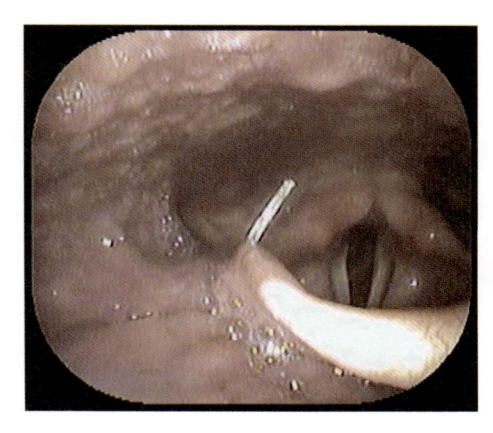

図2
20代女性．太刀魚を食べてから右頸部に嚥下時痛あり．右上頸部を軽く圧迫しながら嚥下すると嚥下動作時に痛みがあり，手の圧迫を避けようとする．ファイバー下で喉頭蓋に刺さった魚骨あり．

ります.

　魚骨が見つからなかった場合，魚骨がそもそもない場合と見逃している場合があります．呼吸苦がなく水分摂取ができるようであればひとまず急ぐ必要はないので，翌日まで様子をみてもらって症状が残るようであれば魚骨がある可能性があるため耳鼻科を受診するように伝えて下さい.

▶義歯 図3

　高齢者の義歯も咽頭異物で多いものの一つです．歯の被せものぐらいであれば咽頭異物となっても多くは飲み込んでしまい，自然に便として排出するのを待つので大丈夫です．認知機能が低下している高齢者で金属で固定するタイプの義歯が咽頭に入った場合には注意が必要です．口腔内を観察して義歯を見つけた場合はなるべく粘膜を傷つけないように慎重に取り出してください．口腔内に見えてもなかなか抜去できない場合，もしくは下咽頭など奥にある場合には耳鼻咽喉科または消化器内科に紹介してください.

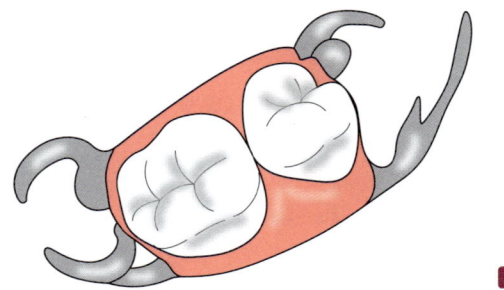

図3 義歯

Reference

1) 原　浩貴. 知っておきたい救急時の処置・手技　食道異物. JOHNS. 2017; 33: 351-4.
2) 赤松泰次，白井孝之，豊永高史. 胃物摘出術ガイドライン. In: 消化器内視鏡ガイドライン，第3版，日本消化器内視鏡学会卒後教育委員会，編，東京：医学書院；2006. p.206-15.

<藤原崇志>

JCOPY 498-06282

その他の注意すべき耳科疾患　11

Point

🦻小児で鼓膜の裏に白色病変を認めたら，先天性真珠腫を疑い耳鼻科に紹介を！

外来で耳鏡を使用していると，時に鼓膜や外耳道に異常を伴う患者に遭遇します．特に真珠腫性中耳炎は早期にみつかると治療も簡単になるので，もしみつけた場合には耳鼻科に紹介してください．

高位静脈球（high juglar bulbs）

鼓室内（中耳内）には耳小骨や顔面神経のほかに色々なものが存在します．高位静脈弓というのは鼓室内に頸静脈窩が突出し，時に伝音難聴を要したり，鼓膜裏面に透けてみえる状態です．突出が小さければ鼓膜からも透見できず何も症状を伴わないことが多いですが，突出が大きくなると鼓膜所見で静脈が透見でき，また耳鳴や難聴などの原因になることもあります．難聴などの症状を呈する場合，幼少期でみつかると思いますが，無症候性で壮年期でみつかることもあります[1]．

この症例は学校健診で難聴疑いで紹介された子どもでしたが，**図1**のように鼓膜の裏に褐色の病変を認めました．CT上では静脈球が鼓膜の裏のあたりまで突出しているのがわかります．**図2**は突出のない反対側ですが，CT画像，鼓膜画像を見比べてみるとその違いがわかりやすいと思います．

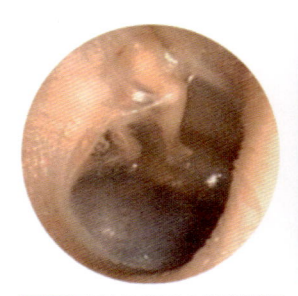
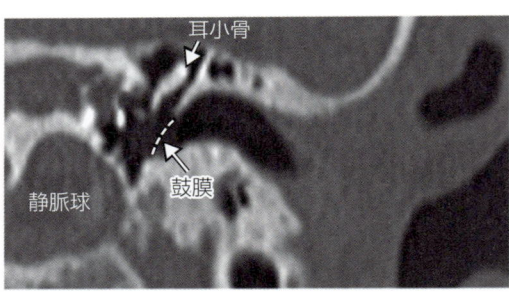

図1 高位静脈球の鼓膜所見

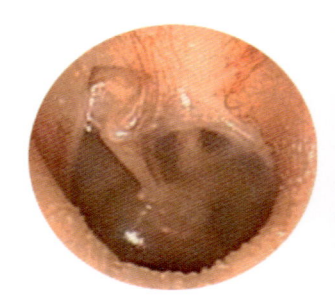

図2 正常鼓膜（図1と同一患者の反対側）

　血管の走向の個人差のため，特段の治療がありません．注意する点としては，時々，鼓膜の透過性低下，伝音難聴のため滲出性中耳炎と診断され鼓膜切開などを行った場合は血管に切開を加えることになり，大量に出血することになるため注意が必要です[2]．ただ耳鼻科医以外が鼓膜切開をすることはまずないと思いますが．

　高位静脈球以外にも鼓膜裏面の中耳の腫瘤性病変様のようなものには，そのほかにもグロムス腫瘍など易出血性のものがあります．典型的な鼓膜所見以外を見た場合には，こういった病気も想起し，悩むようなら耳鼻咽喉科医に相談してください．

真珠腫性中耳炎

　真珠腫性中耳炎は本来体外にあるべき鼓膜上皮が中耳に入り込み，増殖したものです．生まれつき生じる先天性と，後天的に鼓膜が中耳に落ち込んだり，鼓膜穿孔部位から鼓膜上皮が中耳に進入したりする後天性があり

JCOPY 498-06282

ます．放置すると真珠腫が徐々に大きくなり，周囲の骨（耳小骨，側頭骨）を壊し難聴やめまい，耳漏，時に極度に進行すると顔面神経麻痺を生じます（国内で真珠腫性中耳炎による顔面神経麻痺をみることはほとんどないですが）．

　先天性の場合は2～3歳頃にたまたま見つかる場合，もう少し成長して学童期に耳漏などを生じて気付く場合があります．先天性の場合は耳鼻科や小児科を受診した際に鼓膜に白色病変がみつかり気付く場合です．鼓膜の奥に透見する形でみつかりますが，真珠腫はあまり進展しておらず手術も比較的容易です．一方で学童期まで気付かれずに，真珠腫が鼓膜を破壊したり耳小骨を破壊し，耳漏や難聴で気付く場合には真珠腫がかなり進展しており，手術も難しくなります．もし小児の鼓膜をみた際に，このような白色病変を認めた場合には耳鼻科へ相談してください **図3** ．

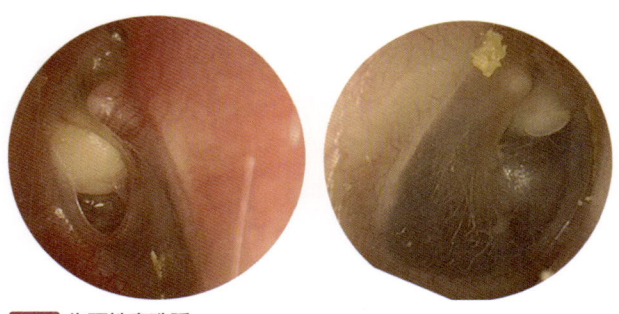

図3 **先天性真珠腫**
ツチ骨の前方，前上象限に白色の真珠腫が透見される．

　後天性の場合にはいくつかあり，鼓膜の上方から鼓膜が落ち込み真珠腫を形成するタイプ（弛緩部型），鼓膜の下象限が落ち込み真珠腫を形成するタイプ（緊張部型），また鼓膜穿孔部位から鼓膜上皮が落ち込む2次性があります．2次性については「中耳炎を繰り返すんですが」の章（p75）に記述していますので，そちらを参考にしてください．**図4** は左側が軽度進展した弛緩部型真珠腫，真ん中は弛緩部型真珠腫が進行して大きな穴が鼓膜上方の外耳道にできたもの，右側は緊張部から鼓膜がおちこみ緊張部型真珠腫を形成したものです．真ん中と右は耳漏があり容易に気付き耳鼻科へ紹介しやすいと思いますが，左側の写真の状態で真珠腫と気付くのは難しいかもしれません．鼓膜のツチ骨上方にのみ耳垢がつく場合には弛緩部

型真珠腫が疑われるため，判断に悩む場合には耳鼻科に相談してください．

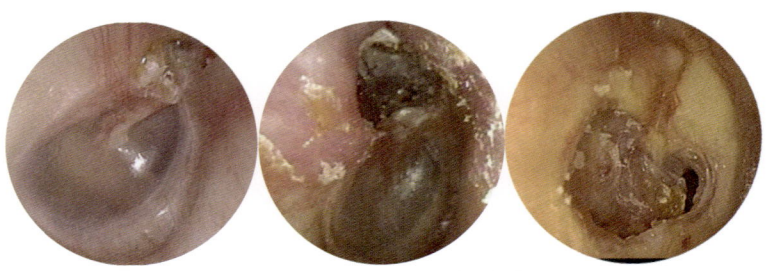

図4 弛緩部型真珠腫（左，中央）と緊張部型真珠腫（右）

外耳道真菌症 図5

　難治性の外耳炎に外耳道真菌症があります．これは真菌が外耳道に入り感染した状況です．黄白色の耳漏に加えて黒色の菌糸を含んだ耳垢，耳漏が持続的に出るのが特徴です．難治性の外耳炎でなかなか抗菌薬投与などへ反応しない場合に考える必要があります．難治性の外耳炎のため耳鼻科以外では手におえず，自然に耳鼻科に紹介することになると思います．治療としては洗浄や抗真菌薬を数週間から数カ月続けることになります．

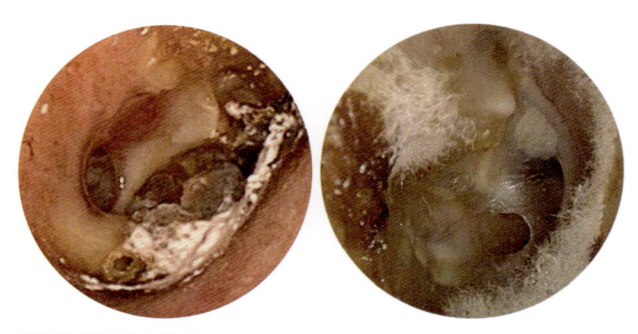

図5 外耳道真菌症

JCOPY 498-06282

Reference

1) 広瀬由紀, 田渕経司, 瀬成田雅光, 他. 伝音難聴を呈した高位頸静脈球症の 2 例. 耳鼻臨床. 2004; 97: 487-91.
2) 湯川高寛, 柏浦正広, 重城未央子, 他. 鼓膜切開による高位内頚静脈損傷から動静脈空気塞栓症に至った 1 例. 日本救急医学会雑誌. 2016: 27: 277-83.

＜藤原崇志＞

1

耳鳴がします

Point
- 心血管疾患に伴う耳鳴，難聴を伴う耳鳴を除外する．
- "耳鳴" について説明し，患者が "耳鳴" について理解することで症状が緩和する．

耳鳴とは外部から音刺激がないにも関わらず意識下に聴覚として感じるもののことをいいます．耳鳴といってもさまざまで，心雑音を耳鳴として感じる場合や，鼓膜や耳小骨の動きを調整している筋肉の異常興奮によって生じる場合もありますし，いわゆる加齢性とともに多くの人が自覚する "耳鳴" とさまざまです．さまざまな要因によって生じるものの，耳鳴症状を伴い受診する患者のうち，加齢性変化に伴ういわゆる "耳鳴" がその大半を占めます．耳鳴の診察ではまずはよくある "耳鳴" 以外を除外するのがポイントです．

耳鳴患者が来た時に問診/診察すべきこと

耳鳴患者が来た場合，いわゆる "耳鳴" 以外の疾患を除外するために下記について聞いていきます．
- ・耳鳴は心拍と同期するか？
- ・鼓膜所見は正常か？　難聴を伴うか？
- ・耳鳴は外に響くか？（患者以外に周りの人も自覚できるか？）

また耳鳴の性状（リズミカルか，音の高低）や耳鳴の増悪因子（静かな場所で増悪するか，それとも軽減するか）も鑑別診断や，"耳鳴" の治療の

際に役立つことがあり聞いていきます．耳鼻科医以外があまり使うことは
ないと思いますが，耳鳴の程度について評価する場合には tinutius handi-
cap iventory（THI）などのツールを用います．

鑑別をすべき耳鳴

▶心血管疾患に伴う耳鳴

　心血管の雑音が耳鳴として自覚される場合があります．患者さん自身に
脈拍を感じてもらいながら心拍と同調して「ザーザー」や「トントン」な
と耳鳴が聞こえないか確認してもらいます．もし脈打つような耳鳴が脈拍
と同期しているようであれば弁膜症や頸動脈の狭搾，頭蓋内の動静脈瘻な
どを検索するため，聴診，心エコー，頸動脈エコーや頭部 MRI/CT も考え
ます．

▶難聴を伴う耳鳴

　耳鳴は外耳〜中枢の聴覚伝導のどこかが障害されても生じます．そのた
め，突発性難聴やそのほかの耳疾患で耳鳴は生じます．加齢性に難聴をき
たしたケースは別ですが，それ以外で難聴を伴う耳鳴，特に一側性の耳閉
感や難聴を自覚する場合には一度耳鼻咽喉科での聴力検査をして耳疾患を
除外しておいたほうがよいと思います．

▶耳小骨筋性耳鳴

　音を伝導する鼓膜や耳小骨にはアブミ骨筋などいくつか筋肉が付着し音
の調整をしています．ごくまれにこれらの筋の不随意運動や痙攣によって
耳鳴が生じる場合があり，原因としては末梢性顔面神経麻痺の後遺症また
は特発性があります[3,4]．耳鳴の特徴として比較的低い音で連続性に生じ，
時には他覚的に聞こえる場合もあります（患者以外も聞こえる他覚的耳
鳴）．耳小骨筋性耳鳴や他覚的耳鳴はまれで耳鼻科医でもほとんど診るこ
とはないですが，いわゆる"耳鳴"とは治療がかわってくるので，もし疑
われれば耳鼻科へ紹介ください．

　ここまでにあげた耳小骨筋性，耳疾患に伴うもの，心血管雑音性はそれほど多くなく，耳鳴を訴えて診療所を受診する患者のその他のいわゆる"耳鳴"については原因は諸説ありよくわかっていないことが多いです．現在のところ，①何らかの要因（加齢など）で聴覚路が障害されると耳鳴りが生じる，②通常は耳鳴が生じても中枢順応が起こり耳鳴をあまり知覚しないようになるが，不安や焦燥，緊張などのネガティブな情動運動が関与すると中枢順応が生じず耳鳴を不快なものとして認識する，というのが主流です．"耳鳴"については米国耳鼻咽喉科学会の診療ガイドラインのexcutive sumary や過去のレビューがよくまとまっています[5]．

　検査については画像検査は推奨されておらず，choosing wisely の項目でも不要な医療として記載されています．治療については耳鳴の発症機序について説明することや，認知行動療法，リラクゼーションが効果的とされています．一方で薬物治療については効果がはっきりしたものはなく，抗うつ薬や抗不安薬，メラトニンやサプリメントについては診療ガイドラインでも使用は推奨されていません．

　耳鳴についての説明や認知行動療法，リラクゼーションなどは決まった方法はないのですが，自分自身は"耳鳴"に苦しんでいる患者さんが来院された際には，「耳鳴は加齢に伴い生じるのですが，気にすれば気にするほど増幅し悪化するので，あまり気にしないようにしてください．耳鳴があるから難聴や別の病気になったりすることはないので安心してください」といった風にひとまず説明することが多いです．それで納得が得られればそれでよいですし，それでも納得するのが難しければ"耳鳴"があってもQOL が低下しない生活を模索していきます．例えば耳鳴については静かな場所になると気になる，特に夜寝る前に気になるという方が多いので，夜間ラジオやテレビをつけたまま寝てもらうなど生活する上でのアドバイスをすることもあります．"耳鳴"で苦しんでいる患者さんは，自身でどういう時に耳鳴があるか認識し，無意識のうちに耳鳴を避ける生活をし耳鳴と上手くつきあっていることもあり，そこを言語化するのを手伝ってあげると満足される患者さんが多い印象があります．

　耳鳴に対する治療としては TRT（tinnitus retraining therapy）もあります．補聴器のようなノイズ発生器を耳にかけるように使用し，耳鳴を雑

音にまぎらわせ，耳鳴のある生活に慣れていってもらう治療です．また最近では補聴器が耳鳴の苦痛を軽減したという報告もあり，難聴を伴う耳鳴患者では補聴器を使用する場合もあります．こういった治療の適応は耳鼻咽喉科で行ってもらえたらと思うので，耳鳴で患者の訴えが強く，日常生活への支障が強いようであれば耳鼻科に紹介してもらえたらと思います．耳鼻科だからといってできることがたくさんあるわけではないので，患者さんが耳鳴治療の効果をあんまり期待するような言葉は避けてもらえると助かります．

Reference

1) 小川　郁．第114回 日本耳鼻咽喉科学会総会宿題報告．聴覚異常感の病態とその中枢性制御．東京：SPIO出版；2013.
2) Baguley D, McFerran D, Hall D, et al. Tinnitus. Lancet. 2013; 382: 1600-7.
3) 久和　孝，小宗静男，上村卓也，他．顔面神経過誤支配によるアブミ骨筋性耳鳴の1例．耳鼻．1991: 37: 539-42.
4) 野添恒幹，和田安弘，木下卓也，他．鼓膜張筋痙攣を伴ったいわゆる耳管性耳鳴の一症例．耳鼻咽喉科臨床．1985: 78: 1041-9.
5) American Acadmy of Otolaryngology-Head and Neck Surgery. Clinical practice guideline: Tinnitis http: //www.entnet.org/content/clinical-practice-guideline-tinnitus

＜藤原崇志＞

自分の声が耳にひびきます（自声強調，耳管開放症）

2

- 声が響く（自声強調），耳が詰まった感じ，自分の呼吸音が聞こえる場合には耳管機能不全（開放症 etc）を疑う．
- 耳管開放症を疑った場合は，体位による症状の変化，体重の変化などで確認を！
- 治療には生食点鼻を行う．

　耳が詰まった感じ（耳閉感）や自分の声が響く，声が二重になるなど耳のことを訴えられて外来にくる患者さんは多種多様いらっしゃると思います．多分，耳鼻科以外にかかりつけ医がある患者さんはかかりつけ医で相談して，会話も問題ないし鼓膜も問題ないし，耳鼻科に紹介してもどうしようもないんじゃ…と思われるケースも多いと思います．実際のところ耳鼻科に受診されても原因もわからず，「様子みましょうか」となるケースは多いのですが，その中で「自分の声が響く」という症状がある方の中に，治療可能な耳管開放症というのがあるので，診断のポイントや実際の治療について触れます．

耳管とは？　開放症とは？

　耳管というのは中耳腔（鼓室）と咽頭をつなぐ管です 図1 ．音は外耳道から入り鼓膜を介して耳小骨に伝わり，そして内耳に伝わります．中耳は閉鎖空間ですが，もっとも伝音効率よく音が伝わるように中耳内の圧を外気圧と同じ圧にする必要があります．耳管というのは中耳腔と咽頭をつな

いでいる管で通常は閉鎖していますが，嚥下時などに開き中耳圧を大気圧と一定になるよう調整します．よく飛行機やエレベーターなどで高さが急に変わった後に耳が聞こえにくくなり，鼻をつまんでいきんだり嚥下動作をすると思いますが，その動作で実際に調整されているのが耳管です．

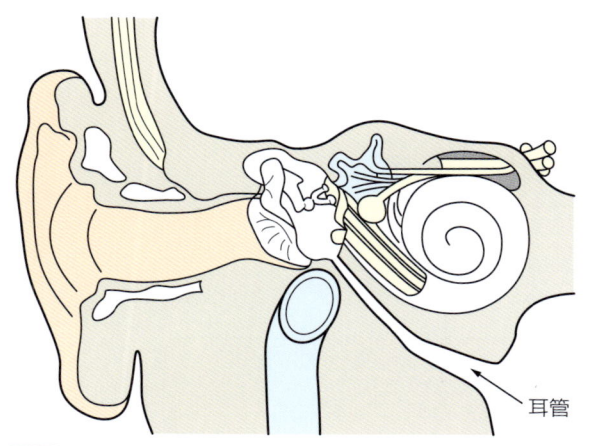

耳管

図1 中耳腔と耳管

通常，耳管は閉塞しているため自分の声が耳に響いたり，呼吸音が聞こえることはありません．ただ耳管開放症というのはこの耳管が常時開放されるために，自分の声が響く（自声強調），耳閉感，自分の呼吸音が聞こえるといった症状が出てきます．

耳管開放症の診断は？

耳管はもともと体位によって開き方が調整され，臥位になると耳管は狭く，逆に座位/立位になると耳管は開く傾向があります．耳管開放症の方は耳管が開放され症状が生じていますが，臥位になると耳管が狭くなるため症状が軽快することが多いです．重症の方だと臥位になっても症状が軽快しない場合もありますが，それでも多少は症状が楽になります．

体位に伴い症状が変化する場合，耳管開放症を疑いもう少し問診を続けます．耳管開放症の誘引として急激な体重減少や脱水，ホルモンの変化などで耳管を取り巻く組織が減少し，それに伴い耳管への圧が減少し症状が

生じることがあります．そのため体重減少はないか，妊娠は最近なかったかといったことを聞いています．

　正確な診断となると耳科学会の診断基準に準じて，鼓膜所見の呼吸性変動，耳管を綿棒で閉鎖した際の症状変化や検査など診断方法がありますが **図2**[1]，耳鼻咽喉科以外で行うには非現実的なため，体位による症状変化があったら「耳管開放症かもしれませんね」と推定診断して患者さんと話をすすめてもらってもよいと思います．

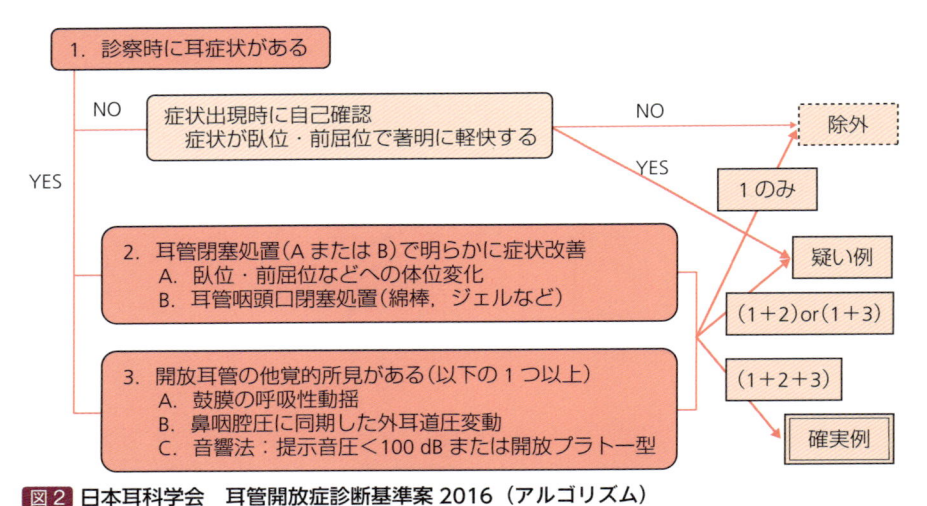

図2 日本耳科学会　耳管開放症診断基準案 2016（アルゴリズム）
(http://www.otology.gr.jp/guideline/img/guideline_jikan2016.pdf[1])

耳管開放症の治療は？

　耳管開放症で来られる患者のうち，ある一定の方はどのような原因で症状が生じているのか説明すると納得され治療を行うことなく満足して帰宅される場合もあります．というのも患者自体はたとえ症状にそれほど困ってなくても，「このまま症状が進んで耳が聞こえなくなるのでは」「ほっといても大丈夫なのか」などさまざまな不安を持たれてこられるからです．体位に伴うものですよと説明すると，診察室で首を屈曲したりして症状が変化するのを確認して満足される方もいますので，まずは病気のことを伝

JCOPY 498-06282

えてあげてください.

　治療としてはまずは耳管開放症の症状を悪化させないよう, 体重を減らさないようにする, 水分摂取を多めにするといった簡単な生活習慣に関わることからすすめます. 次に簡単な治療としては生理食塩水の点鼻があります.

- ・仰臥位または座位で頭位を後屈させる
- ・頭位後屈で点鼻し, 点鼻直後に症状のある方を下になるよう頭位回旋する
- ・1回の点鼻で数滴～数 mL 用い, 症状がなくなるまで点鼻を行う[2]

といった方法が行われます. こうすると点鼻した生理食塩水の一部が耳管に入り, 耳管内腔が水分によって閉塞するために自覚症状が楽になります. 実際に患者さんに使用すると数割～半数ぐらいの方は症状が楽になったといわれます[3]. 生理食塩水もいつかは喉に流れていくため永続的に効果があるわけではないので, 継続的に点鼻がいる点がネックではありますが.

　ほかにも漢方薬として加味帰脾湯や補中益気湯などがよいという報告もあり, インターネットで患者さんが調べて処方してくださいと来られる場合があります. 根拠がそれほどあるわけではなく個人的にはあまり使わないのですが, 症状がよくなる場合は1週間程度でよくなるようなので, ほかに治療法があるわけではないので生食点鼻で症状がよくならない方に2週間程度処方して症状の変化をみることは時々あります.

耳鼻科に紹介するタイミングは?

▶1. 症状がよくならない場合

　生食点鼻や加味帰脾湯を使用してみて症状がよくならず, 患者さんが希望されれば耳鼻科への紹介を考えてもらえたらと思います. 治療法がたくさんあるわけではないですが, 耳管を通じて声が鼓膜にあたって自分の声が響く場合, 鼓膜が過度に動かないように鼓膜にテープを張ったり, 鼓膜切開/鼓膜換気チューブ留置をして声が耳から抜けるようにしたりといった治療がありますので, 耳鼻科で相談してもらえればなと思います.

▶2. 鼻すすりを頻回にする場合（特に若年者の場合）

　耳管開放症の不快な症状をとりのぞくために，無意識に鼻すすりをする方がいます．あまりに鼻すすりをすると鼓膜が陥凹し，場合によっては中耳病変（真珠腫性中耳炎など）になるのではといわれており，鼻すすりが多い方の場合は鼓膜が陥凹していないか一度耳鼻科で診察してもらうのがよいと思います．なお鼻すすりをして鼓膜が陥凹し中耳の異常が生じるには年単位の月日と思われるので，ご高齢の方であればあえて耳鼻科への紹介はなくても大丈夫だと思います．

Reference
1) 耳科学会. 耳管開放症　診断基準案 2016. http://www.otology.gr.jp/guideline/img/guideline_jikan2016.pdf
2) 大島猛史. 耳管開放症の診断と治療. 日本耳鼻咽喉科学会雑誌. 2017; 120: 946-7.
3) Oshima T, Kikuchi T, Kawase T, et al. Nasal instillation of physiological saline for patulous eustachian tube. Acta Otolaryngol. 2010; 130: 550-3.

＜藤原崇志＞

JCOPY 498-06282

子どもが中耳炎を繰り返します

3

Point

- 大事なのは言語発達に問題がないこと，将来正常な鼓膜を目指すこと．
- 滲出性中耳炎は自然軽快することもあり3カ月までは様子を見てもよい．
- 3カ月以上続き，難聴や鼓膜の異常（接着/癒着など）が疑われる場合には耳鼻咽喉科受診を薦める．

　滲出性中耳炎は子どもでよくある病気で，ほとんどの子どもが一度は罹患します．大半は大した治療を行わなくても改善しますが，時に薬物治療や鼓膜切開などが必要となります．耳鼻科医が何を考えながら治療を選択しているのか，そのポイントについて触れます．

滲出性中耳炎とは，いつ耳鼻科に紹介したらよいですか？

　滲出性中耳炎は鼓膜に穿孔がなく，急性炎症を伴わずに中耳（鼓室内）に貯留液が貯まった状態です．滲出性中耳炎の原因は年齢によって大きく変わり，大人の場合は例えば上咽頭腫瘍や顔面奇形など小児とは異なった背景因子があります．小児と成人とを一緒に話題にするのは難しいので，ここでは12歳未満の小児滲出性中耳炎の話をします．また，滲出性中耳炎ではなく免疫不全の一亜型として急性中耳炎を繰り返す場合もありますが，ここでは免疫異常のない小児の滲出性中耳炎について書いていきます．

子どもの滲出性中耳炎は子どもの約9割が就学前に1度は罹患する病気で，子どもの難聴の最も多い原因の一つです．中耳に貯留液が貯まったことにより，難聴や耳閉感が生じ，言語発達の遅れや学習に支障をきたす場合があります．また，滲出性中耳炎に長期に罹患した場合，鼓膜が中耳内に落ち込み接着（アテレクタシス）・癒着し，成人になっても聴力が悪いままになったり，場合によっては落ち込んだ鼓膜が落ち込みすぎて真珠腫性中耳炎となり外耳道や中耳を破壊したりする場合もあります．多くの滲出性中耳炎は中学生ごろになると治癒するため，幼少期から学童期までにかけてどう滲出性中耳炎をマネジメントするかが問題になります．

　図1のAの写真は滲出性中耳炎のない鼓膜になります．Bは典型的な滲出性中耳炎の写真の一つで，鼓膜から透見した奥に黄色調の滲出液貯溜が確認できます．Cも同様に滲出液を認め，一部鼓膜の石灰化を認めます．

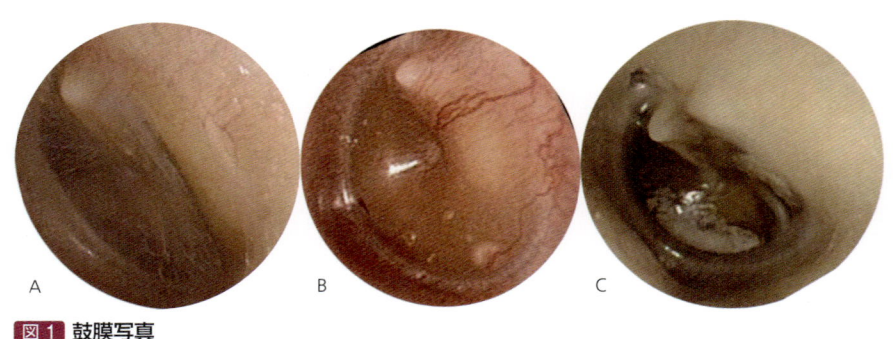

A　　　　　　　　　　B　　　　　　　　　　C

図1 鼓膜写真
A: 正常，B: 滲出性中耳炎，C: 滲出性中耳炎＋鼓膜石灰化

　図2の写真は鼓膜が鼓室内に落ち込み癒着した写真になります．Aは軽度の癒着で前方に癒着があります．Bは全面的に鼓膜が菲薄化し，鼓膜が中耳に接着（アテレクタシス）した状態です．Cは接着した状態から進行し癒着が疑われる所見です．

　鼓膜の写真は滲出性中耳炎ガイドラインのWeb版がフリーで公開されており，豊富な解説付きの写真があるので是非そちらも参考にしてみてください[2]．

JCOPY 498-06282

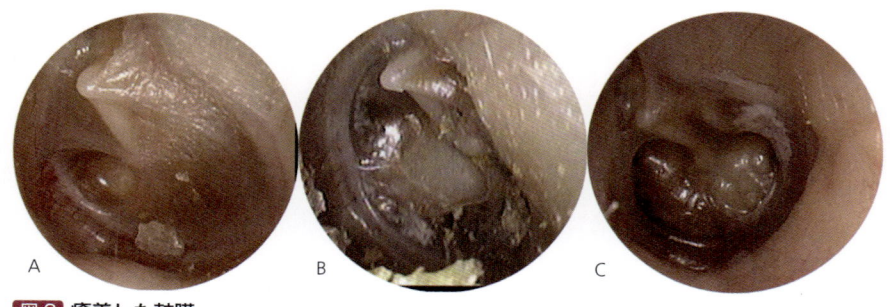

図2 癒着した鼓膜
A: 軽度の癒着, B: 中等度の癒着, C: 鼓膜全面にわたる癒着

　子どもの滲出性中耳炎において耳鼻咽喉科医が目指していることとしては,

- ・言語発達に支障が生じない程度の聴力を維持する
- ・鼓膜の癒着や真珠腫性中耳炎といった病気に滲出性中耳炎から進展しないようにする
- ・できれば鼓膜切開/鼓膜換気チューブを行っても, 将来鼓膜に孔が残ったりしないようにしたい

といった点です.

　耳鼻咽喉科の専門診療が必要となるタイミングですが,

- ・3カ月以内に自然治癒することもあり, 初回発症であれば3カ月までは様子をみる
- ・3カ月以上遷延し, 鼓膜の接着や癒着を認める場合もしくは難聴が疑われれば耳鼻咽喉科に紹介する

と, 3カ月という期間と, 難聴の有無, 鼓膜病変の有無（中耳の滲出液貯溜は除く）をポイントにしてもらったらと思います.

　ただ学童期前の子どもは自分で難聴を訴えないために, 難聴の診断は難しいです. 左から音がなっても右を向くとか, いつもテレビに左耳ばかりあてる, 小さな音に反応しないといった訴えがあり聴力検査をしてみたものの聴力正常ということもよくあります. 聴力の評価が難しいため親御さんからみて難聴が疑われる場合には耳鼻科に紹介してもらえたらと思います.

滲出性中耳炎の保存的治療は？

抗菌薬は短期的に効果があるという報告もありますが，長期的には効果がなく，また抗菌薬適正使用の点からも小児滲出性診療ガイドラインでは中耳周辺に感染を伴わない場合の抗菌薬投与は推奨していません．中耳周辺に感染がある場合には抗菌薬投与を治療選択肢としてあげており，副鼻腔炎を伴う場合にマクロライド療法（CAM 小量長期投与）を治療選択肢の一つとしてあげています[2,3]．

そのほかの治療法としてカルボシステインがあります．システマティックレビューでは 1～3 カ月のカルボシステイン投与で，コントロール群で改善率 17% だったのがカルボシステイン投与で 35% という報告もあります．副作用が特段目立つという薬もないのでよく投与しますし，小児滲出性中耳炎の診療ガイドラインでも治療選択肢として推奨されています[2]．そのほかの治療として抗ヒスタミンや点鼻ステロイドなどを併用することもあります．滲出性中耳炎に対する効果ははっきりしませんが，アレルギー性鼻炎は滲出性中耳炎が難治性になる場合の要因として考えられており，アレルギー性鼻炎が並存している場合にこれらの治療を投与するのは妥当な選択肢と考えられます．

よほど滲出性中耳炎について調べたご両親などだと薬物治療以外だと片方の鼻をふさいだ状態で，鼻でバルーンを膨らませて耳管を開き，滲出性中耳炎を改善する治療（オトヴェント）を調べてくるかもしれません[6]．子どもだとなかなかできないこともありますが，副作用の報告がなく，値段もそんなに高くないので[7]，3 カ月たっても改善しない場合に，患者さんが調べてきて使いたいといわれれば使ってもらったらよいのかなと思います．

鼓膜切開，鼓膜換気チューブ留置

3 カ月たっても滲出性中耳炎が改善せず，言語発達に問題となる難聴（40 dB 以上）や鼓膜病変の進行を認めた場合，鼓膜換気チューブ留置術（場合によってアデノイド切除術併用）を行っています．鼓膜チューブは多くの異なる形状のものがあり，形状によって脱落しやすいものや長期間脱落しにくいものがあります．鼓膜チューブの形状は手術をする医師の判断

JCOPY 498-06282

になると思いますし，鼓膜チューブ留置後も聴力検査などを定期的に行う必要があり，鼓膜換気チューブ留置後は耳鼻科医がある程度滲出性中耳炎についてマネジメントする形になると思います．ただ，ご家族からいつまでチューブをいれておくのか？，チューブを入れている間にプールに入ってもよいか？　など色々聞かれることがあると思うので，よくある質問について書いてみます．

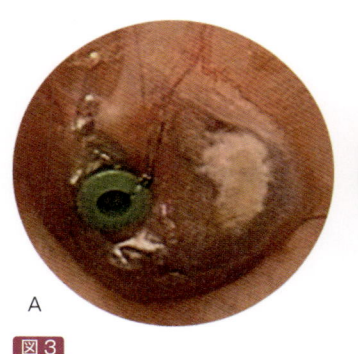 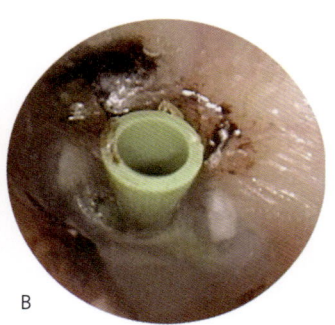

A　　　　　　　　　　　　B

図3

A: パパレラ型，B: Tチューブ型

▶Q いつまでチューブを入れておくのですか？

　基本的にはチューブが脱落するまで入れておくことが多いです．滲出性中耳炎の方で最初に鼓膜チューブ留置術を行う場合，6カ月～1年6カ月程度で脱落する形のものを使用することが多く，自然にチューブが脱落するまで経過をみる場合が多いです．ただチューブによって疼痛が生じる，チューブによると思われる感染があれば，早期に抜去する場合もあります．なかなか自然脱落せず2年以上チューブが脱落しない場合は，難治性かどうか考えつつ外来で抜去するかどうか相談します．

　滲出性中耳炎が難治性・慢性化しやすい要因としてはダウン症，口蓋裂や顔面奇形，その他の先天性疾患などに伴うもの，滲出性中耳炎長期罹患や慢性中耳炎の家族歴がある場合，アレルギー性疾患（気管支喘息，アレルギー性鼻炎など），などの並存疾患などがあります．これらの難治性の要素が低いのであれば2～3年を目処に一度抜去してみて，再燃しないかどうか，鼓膜換気チューブが再度必要かどうか判断することが多いです．

　鼓膜チューブ留置後には鼓膜の石灰化が生じたり，鼓膜穿孔が残存したりする場合もあります．基本的には様子をみても閉じないため，外来または入院での処置・手術（鼓膜形成術/鼓室形成術）などを行います．小さな子どもだと耳を触わらせてくれない，また中学生ぐらいまでは滲出性中耳炎が再燃することがあるため，小学校高学年〜中学校ぐらいに鼓膜穿孔の閉鎖を検討します．ただ例外はあって，鼓膜穿孔部位から上皮が中に陥入している場合には，その上皮が今後真珠腫性中耳炎になるため，小学校高学年になるのを待たずに鼓膜穿孔に対してなんらかの処置をする場合があります．

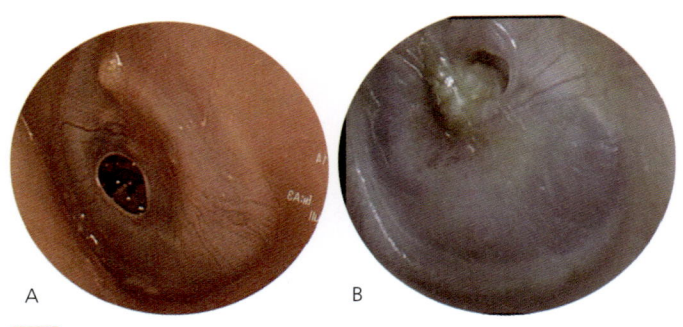

図4

A: 辺縁が綺麗な鼓膜穿孔
B: 外傷性（綿棒）鼓膜穿孔後，同部位から上皮陥入を疑う穿孔

▶Q 鼓膜換気チューブ留置中，鼓膜穿孔がある場合，プールや海水浴は行っても大丈夫ですか？

　特に親御さんや子ども本人から聞かれる質問の一つです．鼓膜に孔が開いている場合，海水などあまりきれいではない液体が中耳内に入ると感染することがあります．どこまで気にするかは耳鼻科医によっても随分違っていて，とてもこだわる人は学校のプールや海水浴を禁止という方もいれば，耳栓などして許可という人もいます．滲出性中耳炎の子ども側も個人差が大きく，プールや海水浴にいくと毎回中耳炎になる子どももいれば，ぜんぜん感染が生じない子どももいて，いつもどう説明するか悩みます．

この疑問に対してはコクランレビューでまとめられていますが，鼓膜チューブ留置後の子どもに水泳などで耳栓をした場合，しない場合は年間1.2回程度耳漏が生じるのが，0.84回に減ったというランダム化比較試験があります．また水泳などの水を避けるように患者に指導したランダム化比較試験が1つあって，その場合，年間に耳漏が出る頻度は水泳を避けて下さいと言っても言わなくても1.17回と差がありませんでした[5]．

　この疑問について検討した過去の研究はそれほどないため，水泳などを避けた方がよいのか，耳栓をしたほうがよいのかなど明言するのは難しいです．ただ，鼓膜穿孔があるからといってプール/海水浴禁止するといった日常生活に大きな制限をするのはやりすぎな気もしますし，一方で海水浴に行く度に中耳炎になるような子どもであればプール/海水浴は控えてもらったほうがよいと思っています．小児滲出性中耳炎診療ガイドラインでは「感染の機会の高まる湖や海での水泳や，プールでの深い潜水，バスタブでの潜水行為などは避けるように指導すべきであるが，これらを避けることができない場合，また反復する耳漏のある症例や，プールに入ると耳痛を訴えたり耳漏が出現する小児には耳栓の使用を指導すべきである」としています．

Reference

1) Rosenfeld RM, Shin JJ, Schwartz SR, et al. Clinical Practice Guideline: Otitis Media with Effusion (Update). Otolaryngol Head Neck Surg. 2016; 154: S1-41.
2) 日本耳科学会, 日本小児耳鼻咽喉科学会, 編. 小児滲出性中耳炎診療ガイドライン 2015 年版. 東京: 金原出版; 2015.
   http://www.otology.gr.jp/guideline/img/guideline_otitis2015.pdf
3) Venekamp RP, Burton MJ, van Dongen TM, et al. Antibiotics for otitis media with effusion in children. Cochrane Database Syst Rev. 2016; CD009163.
4) Moore RA, Commins D, Bates G, et al. S-carboxymethylcysteine in the treatment of glue ear: quantitative systematic review. BMC Fam Pract. 2001; 2: 3.
5) Moualed D, Masterson L, Kumar S, et al. Water precautions for prevention of infection in children with ventilation tubes (grommets). Cochrane Database Syst Rev. 2016; 27: CD010375.
6) Perera R, Glasziou PP, Heneghan CJ, et al. Autoinflation for hearing loss associated with otitis media with effusion. Cochrane Database Syst Rev. 2013; CD006285.
7) 安全で楽しい自己耳管通気. http://www.meilleur.co.jp/otovent/

<藤原崇志>

慢性的なめまい・ふらつきがあります

4

Point

🦻 慢性的な（耳性）めまいの薬物治療は限定的.

🦻 リハビリは薬物治療より効果があり，患者自身でできるため是非おすすめを！

「ふらつく」「めまいがする」といった慢性的なめまい症状を訴えて受診をする患者はよくいると思います. 救急外来などで診察する急性期のめまいと違い新規脳血管障害や心原性疾患など見逃してはならない疾患というのは少ないものの，さまざまな原因によって生じるため原因を特定するのが難しく，また治療可能なケースは少ないのが現状です. わかっていることが少なく，あまり有効な薬物治療がなくリハビリでの対応というのが現状です[1]. 急性期の鑑別は別項にゆずりますが，亜急性〜慢性経過での対応についてここでは述べていきます.

疾患特異的な治療

慢性的なめまいといってもさまざまな疾患によります. 疾患によって経過も違えば，治療法も異なり，疾患に準じた対応が必要です.

▶前庭神経炎

急性期治療としては制吐薬やセファドール®，トラベルミン®などの中枢抑制の薬が効果的ですが[1]，これらの薬剤は中枢抑制によって症状を緩和しているだけなので数日〜1週間程度で終了します. 急性期にステロイ

ド投与（メチルプレドニゾロン 100 mg/day から開始し 22 日で漸減終了）は病状改善するということで推奨する報告もありますが[2]，改善するのは 1 年後のカロリックテスト検査上の改善のみで自覚症状や他覚症状（ふらつきの程度）が改善するかわかっておらず，自分自身はほとんど使用していません．

　BPPV は急性期であっても動いた方が身体がめまいに慣れ症状が緩和しますが，前庭神経炎では動いたからといって改善しないため，動くとしんどい場合は発症から数日は安静に過ごしてもらったほうが患者にとって楽な場合が多いです．発症 1 週間後以降の薬物治療ではベタヒスチンメシル（メリスロン®）が使われることもありますが，いずれ改善するので薬物治療を行わずに自然と改善するのを待つことが個人的には多いです．

　前庭神経炎の患者では半数近くの方は数日から 2 週間程度でよくなりますが，約 3〜4 割の方は半年近くめまい症状を訴えます．これは前庭神経炎で片方の前庭機能が障害された場合，健側が患側を代償しますが，代償するまで半年〜1 年近くかかるためです．もちろん半年〜1 年かかると患者さんに説明するとかなり落ち込む方がいますが，急性期のしんどい状態が 1 年続いて突然改善するわけではありません．患者さんには「長期でよくなるけれども，今が 0 点としたら 1 年後に 90 点〜100 点ぐらいまでよくなるので，あまり深刻にならないように」といった形でお伝えすることが多いです．

▶BPPV（良性発作性頭位めまい症）

　BPPV は TV などで取り上げられることもあり，医療者以外でもよく知られた病気だと思います．BPPV の治療の特徴としては後半器官型 BPPV にはエプリー法という治療法がありますが，こちらも研修医の先生や患者さん自身がご存知のことも最近は増えました．

　後半器官型 BPPV 患者にエプリー法を行ったところ，プラセボと比べてめまいが約 3 割近くの方が消失したというコクランレビューがあり，有効な治療のひとつです[3]．エプリー法についてはコクランレビューでも YouTube にリンクが張ってあったり[4]，YouTube で「エプリー法」と検索かけると予想検索で「エプリー 自分で」など見つかり，患者さん自身がエプリー法を自分でする動画もいくつか紹介されています[5]．副作用としてエプリー法中にめまい，嘔気が生じることがあり，もし患者さん自身にエプ

JCOPY 498-06282

リー法をすすめる場合にはその点をお伝えしてあげてください．エプリー法でもうまくいかない場合には後述するリハビリテーションを実践することになります．

▶メニエール病

　メニエール病は内耳の内リンパ水腫によって生じ難聴，耳鳴，耳閉感などの聴覚症状を伴うめまい発作を反復します．メニエール病の診断には眼振，聴力検査が必須になり，また疾患特異的な治療もあるため耳鼻科でのフォローが望ましいです．ちなみにメニエール病とよく勘違いされる病状としてメニエール症候群があります．めまい・耳鳴・難聴を伴う状態をメニエール症候群と以前はよく呼んでいたこともあって，よく患者さんが「メニエールといわれました」といわれますが，そのほとんどはメニエール症候群です．

薬物治療

　慢性的なめまい症状では患者の訴えはわかりにくく効果的な薬もないのですが，なんとなくベタヒスチンメシル（メリスロン®）などいわゆる抗めまい薬が使用されています．一度処方して定期内服がしばらく（数週間ほど）継続してしまうと，患者としては慢性的にめまいを感じているのでメリスロン®を休薬もしくは終了することにためらいを覚え，漫然と投与されているケースは多いです．実際にめまい患者のうち6割近くが半年以上メリスロン®などを処方されているというデータもあります[6]．

　もちろんベタヒスチンメシルに効果がないというわけではなくコクランレビューではベタヒスチンメシルを内服するとめまい症状が改善した方が6〜7割程度だったのに対しプラセボで5割程度という報告もあります[7]．ただこのレビューに含まれた論文では出版バイアスが指摘され，研究自体の質に限界があることが指摘されています．また効果判定のタイミングがばらばらで短期的なものから3カ月程度みたものまであり，長期でみた論文ほど効果が乏しい印象があるため，あまり長期での処方はしていないです．

　救急外来などで抗めまい薬を処方されて後日耳鼻科を受診される方には発症1〜2週まではメリスロン®定期内服にして，その時期をすぎると一度やめたり自己調整してもらって漸減終了しています．説明としては「最初

は薬に頼るぐらいでしたが徐々にめまいも改善してきていると思うので，一度薬をやめてみるのはどうでしょう．また頼ってもいいですし」といった形で説明することが多いです．薬の効果を自覚して継続する方もいますが，薬を内服しなくてもそれほど変わらないと判断し休薬される方もいます．印象として2～3週以上内服するとなかなか薬をやめられず漫然と投与することもあり，一度早めに休薬の提案しておくのは選択肢になるのではと思います．

リハビリテーション

めまいに対するリハビリテーションはさまざまなものがありますが，リハビリをしなかった場合は自覚的改善が19.2%だったのが，リハビリをすると37%程度改善し，まためまい感の重症度も改善することがコクランレビューでまとめられています[8]．もととなったRCTも薬物治療に比べて質が高く，治療効果も薬物治療にくらべて遜色ないかむしろすぐれているぐらいです．一方で薬物治療が頻用されているのに対して十分に行われていないのが現状なので[1]，是非患者さんにすすめてあげてください．

リハビリの方法はさまざまありますが，めまいリハビリに注力された書籍がいくつかありとても参考になります[9,10]．リハビリもいくつか種類があり，よく使用され報告されているのは顔を固定したままで指を顔の前で動かすようなリハビリ（gaze stabilization）**図1**，**図2**やバランスをとったり歩行したりするリハビリ（balance and gait/activity training）**図3**があります．

注意点など

薬物治療やめまいリハビリについて主に内耳機能に重きをおいて書いてあります．ふらつきといっても内耳・前庭機能障害以外にも小脳の問題や，視力/視野の問題，下腿筋肉の障害などさまざまな要因で生じます．特に網膜の問題によって生じる視野のゆがみや下腿筋力低下などによるめまいには前述の薬物治療やリハビリは的外れな治療になることがあり，慢性的なめまいとはいえ神経学的な異常がないか診察・スクリーニングしてください．

JCOPY 498-06282

●身体の正面で親指を立てる.
●頭を左右 30 度ずつ回す.

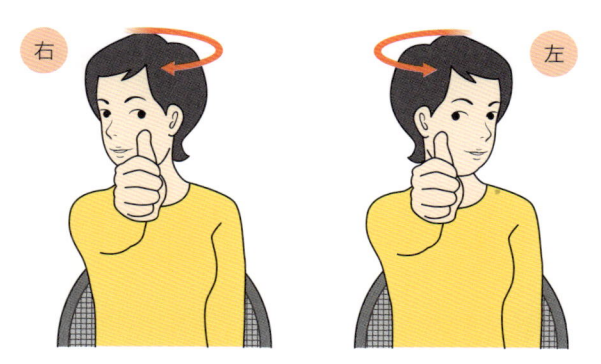

右　　　　　　　　左

※クラッとしても中止しない！
※手は動かさない.

図1 リハビリ①

3 番ゆっくり横
（新井基洋. めまいは寝てては治らない 実践！　めまいを治す 24
のリハビリ. 改訂 5 版. 東京：中外医学社；2017[7]より）

●頭は動かさない. 左手であごを押さえ,
　右手は左右に動かし, 目で追う.

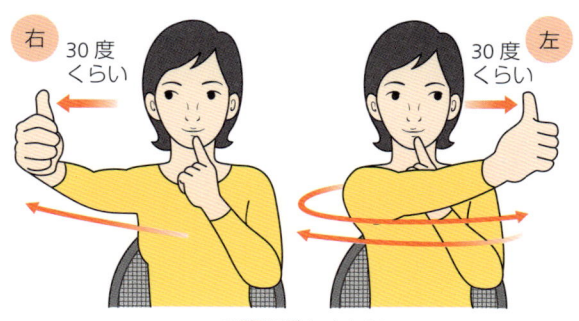

右　30 度
　　くらい

左　30 度
　　くらい

※頭は動かさない.

図2 リハビリ②

5 番ふり返る
（新井基洋. めまいは寝てては治らない 実践！　めまいを治す 24
のリハビリ. 改訂 5 版. 東京：中外医学社；2017[7]より）

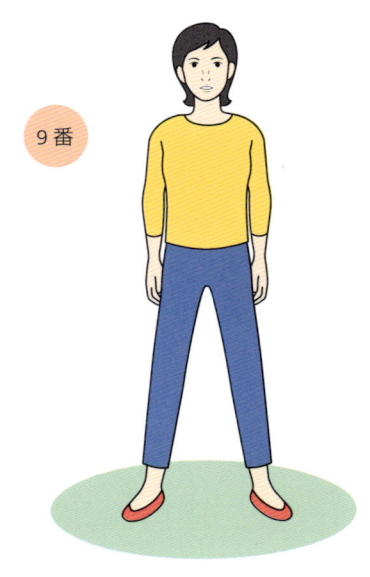

●目を開けて，
　「足を開いて 30 秒間」
　立ってみる．

9 番

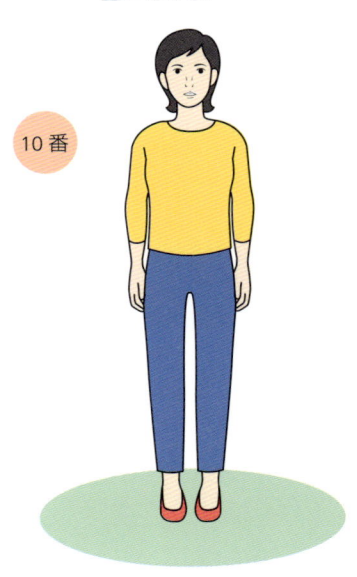

●目を開けて，
　「足を閉じて 30 秒間」
　立ってみる．

10 番

※肩幅に足を開く．
※慣れてきたら目を閉じてやってみる．

図3 リハビリ③
9 番・10 番　立位開脚・閉脚
(新井基洋．めまいは寝てては治らない 実践！　めまいを治す 24 のリハビリ．改訂 5
版．東京：中外医学社；2017. [7]より)

Reference

1) van Vugt VA, van der Horst HE, Payne RA, et al. Chronic vertigo: treat with exercise, not drugs. BMJ. 2017. 23; 358: j3727.
2) Strupp M, Zingler VC, Arbusow V, et al. Methylprednisolone, valacyclovir, or the combination for vestibular neuritis. N Engl J Med. 2004; 351: 354-61.
3) Hilton MP, Pinder DK. The Epley (canalith repositioning) manoeuvre for benign paroxysmal positional vertigo (Review). Cochrane Database Syst Rev. 2014: CD003162
4) The modified Epley manoeuvre for BPPV https: //youtube/mx1VoQtDquc
5) めまいを改善する体操. エプリー法 https: //youtube/1jK136rvyX4
6) Agus S, Benecke H, Thum C, et al. Clinical and Demographic Features of Vertigo: Findings from the REVERT Registry. Front Neurol. 2013; 4: 48.
7) Murdin L, Hussain K, Schider AG, et al. Betahistine for symptoms of vertigo. Cochrane Database Syst Rev. 2016: CD010696.
8) McDonnell MN, Hiller SL. Vestibular rehabilitation for unilateral peripheral vestibular dysfunction (Review). Cochrane Database Syst Rev. 2015: CD005397.
9) 五島史行. 自宅で治せるめまいリハビリ. 第 2 版. 東京: 金原出版; 2016.
10) 新井基洋. めまいは寝てては治らない 実践！めまいを治す 24 のリハビリ. 改訂 5 版. 東京: 中外医学社; 2017.

<藤原崇志＞

精神科領域からみた慢性的なめまい 5

Point

🦻一言で「めまい」といっても，精神科領域も含めると多くの分類がある．

🦻薬物療法は新規抗うつ薬を選択肢に，なるべく単剤かつ期間を見定めた投薬が必要である．

🦻治療には，患者のみではなく，治療者も根気が必要になることが多い．

　「目が回るような，ふわふわするようなめまいが続いていて困っています」「いくら検査して治療しても良くならないんです」と繰り返し訴える患者さんへの対応に苦慮した経験のある臨床医は，少なくないのではないでしょうか？

　いわゆる「めまい」を主訴にして来院された患者さんに対して，身体的な検査を実施しても誘因となるような異常所見は認めず，何度か検査・診察や，対症的な薬物治療をしているにも関わらず症状が軽減しない，といった患者さんがいます．また，検査所見としての異常は軽微であるにもかかわらず，症状の訴え方が強く日常生活への影響が大きい患者さんもいます．こうした患者さんの中には，そのままドクターショッピングを繰り返す人もいますが，私たち精神科医のもとを訪れる人もいます．ここでは精神科医の視点からみた，「めまい」について述べていきます．

診断

　「全国学会で口演発表する前に汗が止まらなくなった」「式典で挨拶するときに緊張して動悸を感じた」というように，心理的な負荷がかかった際に，身体症状が出現することはよく知られていると思います．先述の通り，私たち精神科医のもとを訪れる患者さんは，「医学的には説明困難な身体症状」を抱えていることが多く，そうした症状を私たちは，なんらかの心理社会的要因が身体症状として顕在化したものと考え，「身体化」と表現しています．

　耳鼻科領域では，旧日本平衡神経科学会（現・日本めまい平衡学会）が「心因性めまい（psychogenic vertigo）」について言及しており，最近ではバラニー学会により心因性めまい分類の作成が進められています[1]．もともと「心因性めまい」という表現自体がわかりにくい概念のようにも思いますが，本分類の中では，不安症状や抑うつ症状に伴い前庭症状を呈する場合（狭義の心因性めまい）と，前庭症状により2次的に不安症状や抑うつ症状が引き起こされる場合（広義の心因性めまい）を規定しています．「鶏が先か，卵が先か」という考えにも近いかもしれませんが，不安症状や抑うつ症状を伴うかどうかで，後述するように治療方針は変わってきます．

　精神科における臨床場面では，DSM-5（Diagnostic and Statistical Manual of Mental Disorders 5th edition）を用いて操作的診断を行います[2]．この中で，めまいを生じうる疾患としては「うつ病」「不安症」「身体症状症」があり，ここでは主に「身体症状症」について述べたいと思います．「身体症状症」という診断名自体を聞き慣れないように感じるかもしれませんが，これは旧分類であるDSM-Ⅳ-TRに記載されていた「身体表現性障害」「疼痛性障害」「心気症」などを包括する概念として提唱されています 表1 [3]．

　精神科領域では，評価尺度のみをもって診断に結びつけることは難しいのですが，何のヒントもなく診断することもまた困難であることが多くあります．身体症状症については，身体症状があった場合の詳細な重症度評価として，Patient Health Questionnaire-15（PHQ-15）の使用が勧められており，既に日本語版で信頼妥当性が検証されています 表2 [4]．

表1 身体表現性障害から身体症状症への改編

身体表現性障害（DSM-Ⅳ-TR）	身体症状症および関連症群（DSM-5）
身体症状症 鑑別不能型身体表現性障害 疼痛性障害 心気症（身体症状のあるもの）	身体症状症
心気症（身体症状のないもの）	病気不安症
転換性障害	変換症/転換性障害（機能性神経症状症）
身体醜形障害	（強迫症のカテゴリーへ移動）
	作為症/虚偽性障害
	他の医学的疾患に影響する心理的要因
	他の特定される身体症状症および関連症

（佐貫一成，他．臨床と研究．2016: 93; 626-32[3]一部改編）

表2 PHQ-15（Patient Health Questionnaire-15）日本語版（症状評価版 2013）

この1週間，次のような問題にどのくらい悩まされていますか？	悩まされていない	あまり悩まされていない	悩まされている
1. 胃の痛み	☐	☐	☐
2. 背中の痛み	☐	☐	☐
3. 腕，足，または関節（膝や股関節等）の痛み	☐	☐	☐
4. 生理痛や生理に関する問題（女性のみ）	☐	☐	☐
5. 性交痛や性交に関する問題	☐	☐	☐
6. 頭痛	☐	☐	☐
7. 胸痛	☐	☐	☐
8. めまい	☐	☐	☐
9. 失神発作	☐	☐	☐
10. 心臓がドキドキする，または鼓動が速い	☐	☐	☐
11. 息切れまたは息苦しさ	☐	☐	☐
12. 便秘，軟便，または下痢	☐	☐	☐
13. 吐き気，下腹部にガスがたまっている感じ，または消化不良	☐	☐	☐
14. 疲れた感じがする，または気力がない	☐	☐	☐
15. 睡眠の問題	☐	☐	☐

（©kumiko. muramatsu「PHQ-15 日本語版 症状評価版 2013[4]より許諾を得て転載）

治療方針の立て方

　うつ病や不安症については，精神科の成書に譲るとして，ここでは身体症状症について述べたいと思います．しかし，身体症状症に特異的に確立された治療法は，現時点では存在せず，あまり具体的な解説をし難いのが現状です．このため，内科や耳鼻科での診察を経て，精神科受診を受け入れているような患者さんであっても，その治療には難渋することが多くあります．

　治療方針を立てていく際には，こうした「身体化した症状が持つ意味」そのものを考えていくと良いように思います．それは，身体症状症における身体症状の本態は，何らかの心理社会的要因に原因があるものの，そのことに向き合うことが困難である場合がある，ということです．身体症状で苦しんでいる一方で，身体化させることにより心理社会的要因に直面化することを避けることができる，という大きな利点があるため，心理的防衛機制として働いている場合があります．このことには，患者さん本人が気づいていることもありますが，指摘されても気づいていない（否認している）場合もあります．防衛機制として働き身体化している症状のみを取り除くことは，心理社会的な問題を解決せずには実現できないことが多くあります．

薬物療法

　現状では身体症状症に対して第一選択薬，第二選択薬などの明確な指針や確立された薬物療法は存在しません．不定愁訴のある患者に対して抗うつ薬を投与した 94 の RCT のメタ解析では，抗うつ薬投与群でプラセボ群と比較して不定愁訴の改善度は有意に高かったという報告があります．アミトリプチリン（トリプタノール®）やフルオキセチン（prozac®，本邦未承認）は，種々の身体症状を改善させる効果が期待できると記載はありますが，抗うつ薬の種類による統計学的な有意差は認められませんでした[5]．実臨床の場では，副作用の多い従来の抗うつ薬よりは，新規抗うつ薬である SSRI（serotonin selective re-uptake inhibitors），SNRI（serotonin and norepinephrine reuptake inhibitors），NaSSA（noradrenergic and specific serotonergic antidepressant）を使用することが多いです．こ

れらの薬剤も，不定愁訴＝抗うつ薬，と繋げてしまうよりは，抑うつ気分や不安症状などをきちんと同定し，どの症状に対してどの薬剤を選択すべきかを見定めることが必要になります．また，ベンゾジアゼピン系の薬剤については，「いま，その時の症状」を軽減するには効果を示しますが，その依存性を考慮すると，標的とする症状や期間を定めた上で，なるべく単剤かつ短期間での投与が推奨されます．

精神療法

RCT で有効性が確立されている精神療法的な介入は，認知行動療法とマインドフルネス療法です[6]．精神科的な治療に向かう動機づけができていることが前提になるため，ある程度の治療関係を構築してから介入することが多いように思います．認知行動療法では，日々の活動，症状，その時々の感情を記録して，それに伴う認知の歪みを修正していきます．また，マインドフルネス療法は，マインドフルネス（＝気づき）に着目した第3世代の認知行動療法といわれています．噛み砕いて述べると「今という瞬間に起こっていることに注意を向け，適切に気づくこと」であり，その源流はブッダが説いた瞑想法であるといわれています．こうした背景もあり，比較的日本では受け入れられやすく，近年注目度が高まっています．身体症状症の場合は，「身体のことは身体に任せる」という姿勢で対応していくことが必要となります．また，「症状があっても，その症状と付き合いながら，その時々にできることをする」という「病気をあるがまま受け入れる」という森田療法の考え方に沿ったアプローチを実践することもあります[3]．これらの特徴をみていただけるとわかる通り，あまり短期間での治療介入ではなく，比較的長期的な関わりが必要になることが多いのが現状です．患者さんのみでなく，治療者自身も根気が必要になることも多くありますので，私自身も患者さんと一緒に悩みながら少しずつ前進していけるように心がけて対応しています．

JCOPY 498-06282

最後に

　身体的な症状なのか，精神的な症状なのか，区別がつきにくいことはよくあるのではないかと思います．訴えが多かったり，症状自体が非典型的だったりすることも多いため，患者さんに対して陰性感情を抱くこともあるかもしれません．忙しい臨床の現場ではとても大変なことかもしれませんが，そういう時はぐっと堪えて対応していただき，対応に苦慮する場合には専門科にご紹介いただければと思います．身体を診る医療者と心を診る医療者が協力しながら対応できるような体制作りをすることが重要になってくると考えています．

Reference

1) 堀井 新．Barany Society による心因性めまいの新分類と持続性知覚性 姿勢誘発めまい（PPPD）の診断基準．Equilibrium Res. 2017: 76; 316-22.
2) American Psychiatric Association. Diagnostic and Statistical Manual of Mental Disorders Fifth Edition, APA, Arlington. 2013（高橋三郎，大野裕 監訳．DSM-5 精神疾患の診断・統計マニュアル．東京：医学書院；2014）
3) 佐貫一成，山本晴義．身体表現性障害（身体症状症および関連症群）．臨床と研究．2016: 93; 626-32.
4) 村松公美子．Patient Health Questionnaire（PHQ-9, PHQ-15）日本語版および Generalized Anxiety Disorder-7 日本語版—up to date—新潟清陵大学大学院臨床心理学研究．2014; 7.
5) O'Maley PG, Jacksonm JL, Santoro J, et al. Antidepressant therapy for unexplained symptoms and symptom syndromes. J Fam Pract. 1999; 48; 980-90.
6) Kurlansik SL, Maffei MS. Somatic Symptom Disorder. American Family Physician. 2016; 93: 49-54.

<高尾　碧>

小児睡眠時無呼吸の診かた

6

Point

- いびきや眠気に加え睡眠中の無呼吸・低呼吸があれば睡眠時無呼吸の診断.
- 重症（1分間に10回以上無呼吸，AHI≧10）が疑われる場合はポリソムノグラフィーなど評価なしで手術相談を.
- 軽症（AHI＜5），中等症（AHI＜10）であれば点鼻ステロイドや抗ロイコトリエンなど保存的治療も選択肢.
- 手術後に症状が再燃することがあり，手術後半年程度でいびきや眠気がないか確認する.

　小児の4〜5%に睡眠時無呼吸があるとされます．睡眠時無呼吸をどのように診断するのか，治療としてどんな選択肢があるのか，また手術にふみきる判断や手術のタイミングについて，耳鼻科医の視点からふれていきます.

扁桃とは？　大きいことは異常なのか？

　睡眠時無呼吸は睡眠時に呼吸停止または低呼吸が生じ，日中に眠気などの症状が生じる状態です．睡眠時無呼吸は閉塞性と中枢性が主にありますが，小児の場合は扁桃肥大やアデノイド肥大などが原因によって生じる閉塞性無呼吸が大半です 図1〜3 ．新幹線やトラックの運転手が睡眠時無呼吸のために運転上のトラブル（緊急停止やオーバーランなど）が生じ話題となり，テレビでも時々とりあげられていることもあって病気の認知度は

高く，"子どもの扁桃腺が大きい気がするんです，無呼吸とか心配なんですが…"と来院される親御さんは多いと思います．

成人の睡眠時無呼吸は CPAP が治療方法になりますが，小児の場合は扁桃肥大やアデノイド肥大が原因で，扁桃摘出術やアデノイド切除術が治療法になります．

一般的に言われる"扁桃腺"というのは咽頭に存在するリンパ組織で正式には"扁桃"になります．口をあけて左右に見えるのが口蓋扁桃（よく"扁桃腺"と呼ばれるものです），そのほかに舌後方にある舌扁桃や，咽頭後壁の咽頭扁桃（通常アデノイドと呼ばれる扁桃）などがあります．学校健診でよく扁桃が大きいといわれる時には，口蓋扁桃のことを指すのがほとんどだと思います．

子どもでは口蓋扁桃が徐々に大きくなり，口蓋扁桃は 6〜7 歳，咽頭扁桃（アデノイド）は 4〜5 歳に最大となります．扁桃自体が大きいことは問題になりませんが，①大きすぎて食事に支障がある場合（体重が十分増加しない，食事時間が長い，たくさん食べると吐いてしまうなど）や，②睡眠時無呼吸などの原因になる場合には手術を行う必要があります．

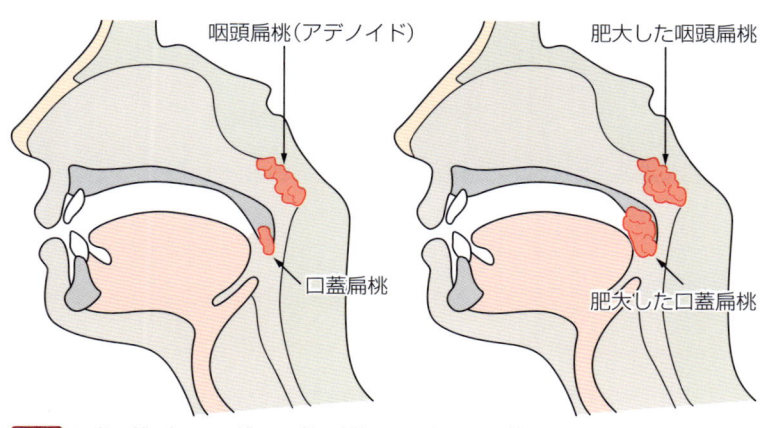

図 1 **正常扁桃（咽頭扁桃・口蓋扁桃）と肥大した扁桃**

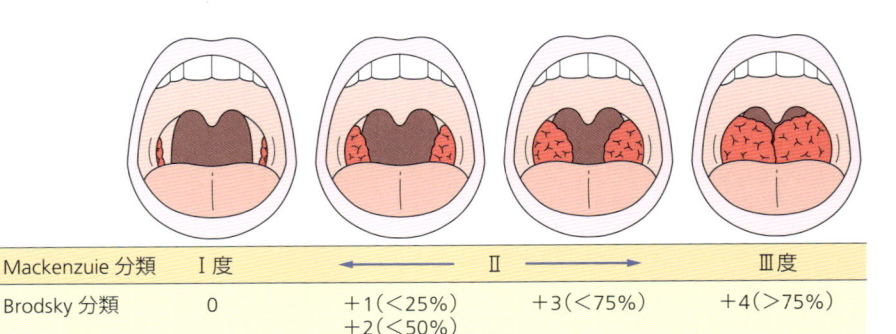

Mackenzuie 分類	Ⅰ度	Ⅱ		Ⅲ度
Brodsky 分類	0	+1（＜25%） +2（＜50%）	+3（＜75%）	+4（＞75%）

図2 口蓋扁桃肥大と分類

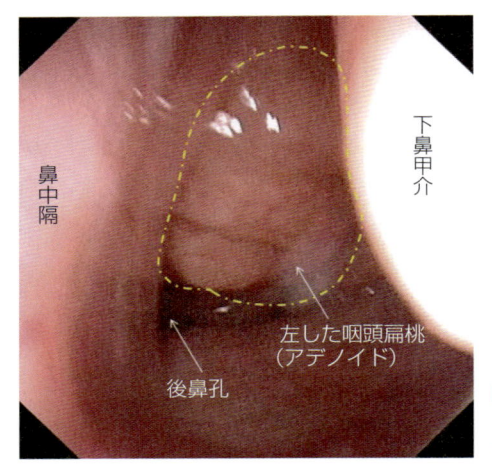

下鼻甲介

鼻中隔

左した咽頭扁桃
（アデノイド）

後鼻孔

図3 咽頭扁桃
左鼻腔からファイバーを挿入し，咽頭後壁～後鼻孔を観察した写真

小児における閉塞性睡眠時無呼吸とは？　診断基準は？

　小児の閉塞性睡眠時無呼吸は睡眠障害国際分類第3版では，表1のAおよびB項目を満たすものとされます．

　最近，睡眠時無呼吸が多動や行動異常，学習障害との関連が示唆されているため，この診断基準にはこれらの項目も組み入れられています．ただいびきや眠気を伴わずに多動などの症状のみの場合で診療所を受診し，後日，睡眠時無呼吸が見つかるというケースは専門病院を除けばそこまで多くないと思います．現実的にはいびきや眠気のない状態で診療所に相談の

表1 小児の閉塞性睡眠時無呼吸　診断基準

A項目：1～3のうちどれか1つを満たす
1) いびき（Snoring）
2) 睡眠中の努力性，奇異性または閉塞性呼吸（Laboured, paradoxical or obstructed breathing during the child's sleep）
3) 眠気，多動，行動異常もしくは学習障害（Sleepiness, hyperactivity, behavioural problems or learning problems）

B項目：1，2のうちどちらかを満たす
1) ポリソムノグラフィーで1時間に1回以上の閉塞性無呼吸，混合性無呼吸もしくは低呼吸を認める
2) 睡眠時間の25%で$PaCO_2$が50mmHg以上であり，かつ下記のa～cのうちどれかを認める
   a) いびき（Snoring）
   b) 吸気鼻圧波形の平坦化（Flattening of the inspiratory nasal pressure waveform）
   c) 橋腹部奇異性運動（Paradoxical thoracoabdominal motion）

(睡眠障害国際分類第3版)

ため受診されるケースがほとんどと思います．

　いびきや眠気のある小児が受診した時にどうしたらよいの？　というのが次の問題になります．実際のところいびきがある子どもは1割程度である一方，睡眠時無呼吸の頻度は子どものうち1～4%（いびきのある子どもの10人に1～4人）です[1]．そのため，睡眠時無呼吸があるのか診断するためにポリソムノグラフィーを行い，10秒以上の呼吸停止もしくは低呼吸（apnea hyponea index: AHI）が1時間あたり1.5回以上あれば睡眠時無呼吸の診断になります．ポリソムノグラフィーは重症度診断にも使用されていて1時間5回未満（AHI<5）までは軽症，10回未満（AHI<10）までは中等症，10回以上（AHI≧10）あれば重症になります．ただ診断基準を1時間あたり何回にするかは診療ガイドラインによって異なり，最近改訂もありましたが，1時間あたりだいたい1～2回と思っていただければと思います．

　ポリソムノグラフィーができれば一番ですが，なかなか難しいですよね．そんな時のために次善の策として簡易のパルスオキシメーターは選択肢の一つです．スクリーニングとして便利ですが小児ではSpO_2が低下する前に身体が代償機能を働かせて起きてしまい偽陰性になる点は注意が必要です．ほかの簡易な方法としては睡眠中の様子を動画で保存してもらうのも一つです[2]．スマートフォンの普及もあり動画を保存されて外来でみせてくれる親も多く，親によっては「こういう無呼吸が●●回あります」

と詳しく教えてくれる場合もあります．医療者の考える無呼吸と患児の両親が考えている無呼吸がずれることもありますので，無呼吸の確認や頻度の確認では役立つと思います．

耳鼻咽喉科に紹介するタイミングは？

　耳鼻咽喉科に紹介を考えるのは口蓋扁桃摘出やアデノイド（咽頭扁桃）切除術を考える時だと思います．手術の適応は AHI を基準にしますが，明確な手術適応基準があるわけではないです．現時点では AHI≧5（中等症）を一つ目安にする施設が多いと思いますが 表2 [3,4]，地域によっては手術適応をもう少し狭めて AHI≧10 を目安にする施設もあります．

　扁桃肥大がありかつ家族の話から中等症，重症の睡眠時無呼吸が疑われるのであれば手術適応の相談のために耳鼻科に紹介してもらえればと思います．特に重症（AHI≧10）が疑われ，かつ SpO_2 が顕著に低下したり陥没呼吸があるような重症の場合には，治療しないことによるデメリット（呼吸不全，胸郭変形など）が大きいことから，ポリソムノグラフィー検査などの行わずに耳鼻咽喉科へ紹介してもらって大丈夫だと思います．自分自身，重症が疑われる子どもでは睡眠時無呼吸の事前確立が高く，また手術に伴う治療効果がかなり期待されることから，ポリソムノグラフィーを行わずに手術をすすめています．その他にも扁桃肥大を認めかつ日中から口呼吸をしている，睡眠時無呼吸に伴う中途覚醒が目立つといった場合には手術が必要となることが多く，耳鼻咽喉科の紹介を考えてみてください．

表2 小児閉塞性無呼吸の手術適応

診察，検査でアデノイド・扁桃肥大を認め，保存的治療の無効症例
PSG 施行例
・AHI　5以上 ・AHI　1以上5未満で 1）または 2） 　1）OSA-18　60点以上 　2）臨床症状を伴う：吸気中に胸郭が内方へ向かう異常な動き，体動覚醒，発汗，睡眠中の首の過伸展，日中の過度眠気，多動，または攻撃的な行動，成長の遅延，朝の頭痛，続発性の夜尿症
PSG 非施行例
・簡易モニターで最低酸素飽和度が 90％未満で臨床症状を伴う ・動画で 2 呼吸分の呼吸停止，陥没呼吸あり臨床症状を伴う ・OSA-18　60点以上

JCOPY 498-06282

じゃあ軽症または軽症に近い中等症の場合はどうしたらいいのかですが，ポリソムノグラフィーや手術を考える前に点鼻ステロイドや抗ロイコトリエン，抗ヒスタミンで治療してみるのはひとつの方法です[5,6]．特に秋冬だけいびきの強い子どもや，鼻汁の多い子ではこれらの投与で鼻汁が減り睡眠時無呼吸がすっかりよくなるということもあります．投与の目安としては数カ月程度投与してみて，それでもいびきや無呼吸が改善しなければ，ポリソムノグラフィーもしくは手術を検討します[7]．

何歳で手術したらよいですか？

手術適応がある児の場合，何歳で紹介したらよいの？　小さい子どもだと手術も危険じゃないのか？　といった相談もよく受けます．耳鼻咽喉科医が手術をいつするか考える際には

・手術に伴うリスク（特に3歳以下の場合）

・睡眠時無呼吸の重症度

この2点をどうバランスを取るかを考えています．小児の閉塞性睡眠時無呼吸に対する手術は口蓋扁桃摘出ならびにアデノイド（咽頭扁桃）切除ですが，やはり小さな子どもであればあるほど周術期合併症が多くなります．全身麻酔の時の呼吸予備能が少なかったり，また3歳未満だと手術後に出血した場合に再度全身麻酔をして止血しようとしても挿管が難しかったりします．実際，手術後に酸素投与やAirwayなどを要した割合が，3〜5歳未満に比べて3歳未満だと倍近く（3歳未満＝9.8%，3〜5歳＝4.9%）という報告もあり，できれば3歳ぐらいまで成長してから手術をしたいなというのが手術をする身の本音です[8]．

ただ睡眠時無呼吸が重度であれば3歳未満，場合によっては1歳〜1歳半で手術をする場合があります．実際に自分が2歳未満で手術したケースとしては，SpO_2が酸素投与などでも70%まで低下するケース，呼吸時の陥没呼吸がひどく手術を3歳まで待つと胸郭変形などが生じそうケースなどがありました．また2歳後半で睡眠時無呼吸の症状が出た場合なども，今後も口蓋扁桃・アデノイド（咽頭扁桃）が肥大していき症状が悪化することが予想されるため，3歳を待たずに手術したことがあります．一番小さかった子どもは何歳ですか？　という質問も時々うけますが，一応，米国耳鼻咽喉科学会の診療ガイドラインなどが1〜18歳の扁桃肥大を対象に

していることもあり，今まで1歳未満で手術したことは自分自身はありません．

ちなみに「扁桃を取っても大丈夫ですか，免疫に関わる臓器だし風邪をひきやすくなったりしませんか？」といった疑問に遭遇することはありますが，1歳を過ぎているのであればほとんど身体の免疫機能に影響することはないので，もし家族から質問された場合にはそう応えて安心させてあげてください．

手術はどのくらい効果がありますか？

睡眠時無呼吸に対する口蓋扁桃摘出ならびにアデノイド（咽頭扁桃）切除は昔からよく行われていたのですが，2013年に約500人弱を対象にしたランダム化比較試験が行われました[9]．5〜9歳の睡眠時無呼吸の児童（AHI 中央値4.5［4分位：2.5-8.9］）を対象に，手術と経過観察を比較した試験になります．AHI が経過観察群で−1.6改善，手術群で−3.5改善．ポリソムノグラフィーで正常化したのが経過観察群46％，手術群で79％でした．

CHAT 試験でのスコアの改善は手術を相談する際の目安になると思います．手術しなかった群でも半数近くが良くなっているし手術に意味が本当にあるのと感じる方もいるかもしれません．CHAT 試験を解釈する際に悩ましいのは対象者が5〜9歳であることです．一般論として扁桃肥大が4〜7歳頃にピークを迎えることを考えると，この試験の対象者は扁桃肥大がピークになったときに睡眠時無呼吸が目立ってきた児であるため，時間経過とともに扁桃肥大はピークをすぎて睡眠時無呼吸が正常化するとが予想されます．「何歳で手術したらよいですか？」の項目で書いたような，3歳頃に手術するかどうか迷うケースであれば，比較試験が十分あるわけではなくよくわかりませんが，これから扁桃肥大がひどくなっている年齢であり手術の効果は CHAT 試験に組み入れられた5〜9歳に比べてもより大きいと思います．

もともと睡眠時無呼吸やポリソムノグラフィーが定義付けされる以前から口蓋扁桃摘出術ならびにアデノイド（咽頭扁桃）切除の効果が実感されているため，CHAT 試験は5歳未満を対象にできなかったのかもしれません．実際に手術している身としては，手術後退院して2〜3週してから親

JCOPY 498-06282

御さんに「いびきどうなりましたか？」と恐る恐る聞くのですが，3歳前後の子どもであれば「すっかりいびきはなくなったんです」と言われる方がまずほとんどです．

その他注意事項

　睡眠時無呼吸について書きましたが，この項は他の並存疾患のない子どもを想定して書いています．ダウン症や肥満症例，顎顔面奇形や神経筋疾患，そのほかに鎌状赤血球症やムコ多糖類がある場合はまた違った対応が必要があるので注意してください．また睡眠時無呼吸があるにも関わらず咽頭での扁桃肥大が乏しい場合にも注意が必要です．その場合には扁桃肥大以外の睡眠時無呼吸の存在を考える必要があり，問診に加えてポリソムノグラフィーを行うことが診断の一助になります[10]．

　また手術をしてからアデノイド（咽頭扁桃）が最増大する場合もあります．手術後半年以降にいびきや眠気などの自覚症状がないか確認し，もし睡眠時無呼吸の再燃が疑われるようならポリソムノグラフィーでの再評価を検討してください．

Reference

1) Gursanscky J, Boston M, Kamani T, et al. A snoring child. BMJ 2017; 357: j2124.
2) 中田誠一. 睡眠時無呼吸症候群―よりよい診療のために―診断と定義 これだけは知っておきたい診断のポイント. 小児耳. 2010: 31: 119-203.
3) 鈴木雅明. 小児の睡眠時無呼吸症候群と手術適応(解説). 日耳鼻. 2016: 119: 1444-5.
4) 氷見徹夫, 高野賢一, 亀倉隆太, ほか. 扁桃・アデノイドの基礎知識と手術治療に関連する問題点. 日耳鼻. 2016: 119: 701-12.
5) Kuhle S, Urschitz MS, et al. Anti-inflammatory medications for obstructive sleep apnea in children. Cochrane Database Syst Rev. 2011; CD007074.
6) Goldbart AD, Greenberg-Dotan S, Tal A, et al. Montelukast for children with obstructive sleep apnea: a double-blind, placebo-controlled study. Pediatrics. 2012; 130: e575-80.
＊点鼻ステロイドや抗ロイコトリエンと異なり，抗ヒスタミンについてはエビデンスはあまりないです．
7) Roland PS, Rosenfeld RM, Brooks LJ, et al. Clinical practice guideline: Polysomnography for sleep-disordered breathing prior to tonsillec-

tomy in children. Otolaryngol Head Neck Surg. 2011; 145（1 Suppl）: S1-15.

8) Statham MM. Adenotonsillectomy for obstructive sleep apnea syndrome in young children: prevalence of pulmonary complications. Arch Otolaryngol Head Neck Surg. 2006; 132: 476-80.

9) Marcus CL, Moore RH, Rosen CL, et al. A randomized trial of adenotonsillectomy for childhood sleep apnea. N Engl J Med. 2013; 368: 2366-76.

10) 河合　真.（小児科医以外のための）小児の睡眠医学. 極論で語る睡眠医学. 東京: 丸善出版; 2016: 186-201.

＜藤原崇志＞

慕性副鼻腔炎のみかた

7

> **Point**
> - 片側性の副鼻腔炎では診断は慎重に行う．慢性副鼻腔炎の治療はポリープありなしで異なる対応を！
> - 慢性副鼻腔炎の治療には生食洗浄，点鼻ステロイド．
> - 視野障害が生じている場合には緊急手術を要するため耳鼻科紹介を．

　副鼻腔炎は副鼻腔の炎症によって鼻閉や膿性鼻汁が生じ，鼻汁が咽頭に流れると後鼻漏感や咳嗽といった症状がでてきます．そのほかにも嗅覚障害や頭痛，頭重感といった随伴症状がでてきます．一般的に副鼻腔炎のうち 1 カ月以内のものを急性副鼻腔炎，3 カ月以上続くものを慢性副鼻腔炎といい，その間はケースバイケースで判断しています．慢性副鼻腔炎といってもさまざまな要因で生じ，急性副鼻腔炎に罹患したあと副鼻腔の鼻腔開孔部（自然孔ルート，解剖学で習う半月裂口などですね）が閉塞し慢性化する場合，もともと鼻茸があり副鼻腔自然孔ルートが閉塞している慢性副鼻腔炎，そのほかにも真菌性に伴うものや歯性上顎洞炎なども含まれます．基本的に薬物治療（内服薬）をまず行い，改善しなければ耳鼻科外来で行う処置（副鼻腔自然孔開大処置）もしくは手術（内視鏡下副鼻腔手術）になります．

　耳鼻咽喉科に紹介するタイミングですが，耳鼻科へのアクセスが容易なら最初から耳鼻科を紹介してもらって慢性副鼻腔炎の管理を依頼してもらったらよいと思います．逆に耳鼻科へのアクセスが難しいようであれば，薬物治療を行い改善しなければ手術について相談する際に紹介してください．治療効果のタイミングですが，初診時に「これは保存的治療でよくならないだろうな」と判断して手術を比較的すぐに予定することもありますが，数カ月（2〜3 カ月程度）を薬物治療の期間

ととらえることが一般的です．保存的治療を開始して数ヵ月後に自覚症状およびX線（またはCT）で評価し，改善しなければ手術を考えることが多く，いつまで治療するのか？　という際の目安にしてもらえたらと思います．

　耳鼻科耳鼻咽喉科以外でみる慢性副鼻腔炎としては
・急性副鼻腔炎で治療したあとに慢性化していく
・もともと鼻茸があり慢性化しているケース（喘息を伴わない場合，伴う場合）
の2つが多いと思われ，この2つについて薬物治療に書きつつ，そのほかの副鼻腔炎で見逃したくないもの，副鼻腔炎の診療で注意すべき点について次項で書いていこうと思います．

慢性副鼻腔炎の診断

▶急性副鼻腔炎から慢性副鼻腔炎に移行するケース 図1

　急性副鼻腔炎から慢性化するケースでは，急性副鼻腔炎のあとで前篩骨洞や前頭洞，上顎洞の鼻腔への開孔部位（ostiomeatal complex: OMC）が閉塞することによって生じます．UpToDate などで chronic rhinosi-

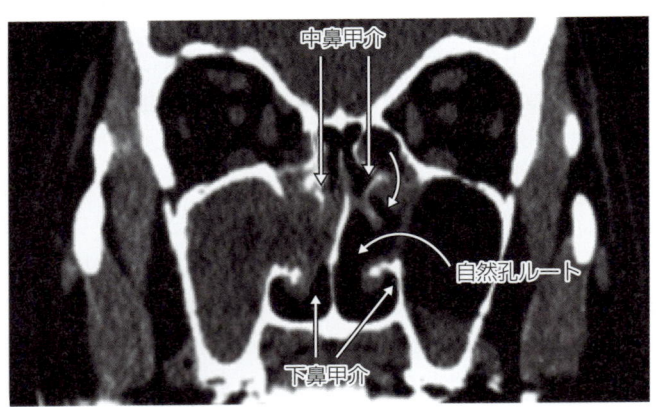

図1 60代男性，両慢性副鼻腔炎（右優位）
2カ月前から右頬部痛（しびれ，痛み）が時々あり，また鼻閉，鼻汁もあり来院．喘息の罹患なし CT は右側の OMC が閉塞し慢性副鼻腔炎の状態．左側は一部 OMC 周囲の粘膜が肥厚しているもののだいたい開孔している軽度の副鼻腔炎．

JCOPY 498-06282

nusitis without polyp と分類される病態です[1]. 急性副鼻腔炎などのあとに鼻腔開孔部位が閉塞し，炎症が慢性化します．急性副鼻腔炎ののちに，副鼻腔炎を疑う症状（膿性鼻汁，鼻閉，頬部/顔面痛，嗅覚障害）のうち2つ以上が3カ月にわたって続く場合にこの状態を考えますが，急性副鼻腔炎後に続いて生じるため鑑別診断をあげるのは問題ないと思います．副鼻腔炎以外でも同様の症状になることもあり，副鼻腔X線（副鼻腔の混濁，液面形成，粘膜が6mm以上肥厚[2]）やCTなどで診断を確定するのがよいと思います．

▶鼻茸（ポリープ）のある慢性副鼻腔炎

　急性副鼻腔炎から慢性化する場合と同様に副鼻腔炎の自然孔が閉塞することで慢性化した状態ですが，閉塞の要因が急性炎症ではなくポリープによって閉塞した場合です．ポリープの要因は急性副鼻腔炎から慢性副鼻腔炎に移行し慢性炎症によって生じる場合や，後述する好酸球性副鼻腔炎のような場合などさまざまです[1]．ポリープは基本的には両側に生じるといわれ，多くはOMCに生じます．**図2**，**図3** の写真はそれぞれ別の方のものですが，**図2** の方は右鼻腔のOMCにポリープが生じている状態，**図3** の方は両鼻腔のOMCにポリープが生じていますが，特に左側はポリープによって中鼻道が閉塞し副鼻腔炎が上顎洞や篩骨洞に進展しているのがわかります．

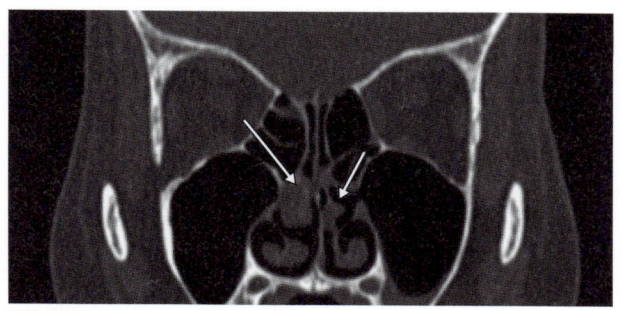

図2　右鼻腔ポリープ（鼻茸）
右鼻腔OMCにポリープを認めるが，上顎洞や篩骨洞の鼻腔への開口しており，上顎洞炎や篩骨洞炎にはなっていない．
左鼻腔OMCもほぼ正常にみえるが軽度の粘膜肥厚が疑われる．

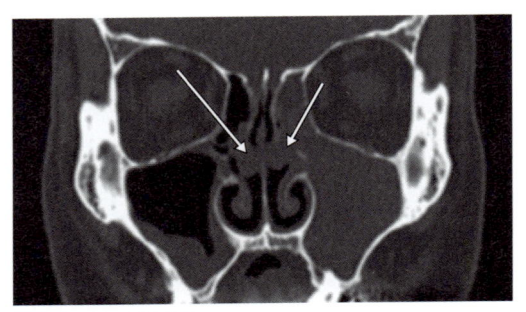

図3 慢性副鼻腔炎

右鼻内（OMC）にポリープを認める．左鼻内は OMC にポリープを認め，ポリープのため上顎洞，篩骨洞自然孔が閉塞し，慢性副鼻腔炎になっている．

▶好酸球性副鼻腔炎 図4

　ポリープのある慢性副鼻腔炎の中には難治性の好酸球性副鼻腔炎があります **表1** [3]．慢性副鼻腔炎患者の 1 割程度で，喘息やアスピリン不耐症，NSAIDs アレルギーなどがある方に多く，もし病歴でこれらがある場合には好酸球性副鼻腔炎を疑う必要があります．重症の場合にはポリープが鼻内を充満し，鼻の外までポリープが出てくる場合もあります．難治性重症で手術しても再発を繰り返すため，耳鼻咽喉科での治療が望ましいです．

　好酸球性副鼻腔炎はポリープを伴う慢性副鼻腔炎の中でも特に難治性で，手術治療などをしても 2〜4 割は再発します．耳鼻咽喉科での治療が望ましいと思われますので，喘息やアスピリン不耐症，NSAIDs アレル

表1 好酸球性副鼻腔炎の診断基準 [3]

＜診断基準：JESREC スコア＞		
①病側：両側		3 点
②鼻茸あり		2 点
③CT にて篩骨洞優位の陰影あり		2 点
④末梢血好酸球（%）	2<≦5	4 点
	5<≦10	8 点
	10<	10 点

JESREC スコア合計：11 点以上を示し，鼻茸組織中好酸球数（400 倍視野）が 70 個以上存在した場合を Definite（確定診断）とする．

108

JCOPY 498-06282

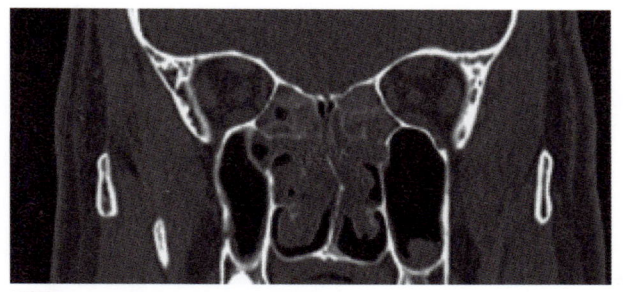

図4 50代男性，好酸球性副鼻腔炎

両鼻内に篩骨洞を中心にポリープが充満し，血中好酸球が4%，採取したポリープからは好酸球が160以上/HPF認められ，好酸球性副鼻腔炎と診断．CTでは篩骨洞を中心にポリープが充満し，また篩骨洞の頭側側は副鼻腔内の隔壁が慢性炎症のためか隔壁が肥厚しているようにみえる．

ギーがある方，もしくは両鼻内にポリープが充満し外まで突出している，もしくはCT所見や末梢血の所見から好酸球性副鼻腔炎が疑われた場合には耳鼻科に紹介してもらえたらと思います．

慢性副鼻腔炎の治療

　治療としてはいくつかレビューが出ていますが，2015年と少し前になりますがJAMAのレビューが手に入りやすく，各国のガイドラインを比較して提示してくれています[4]．ガイドラインによって推奨となる根拠の集め方や推奨の仕方に差違がありますが，大雑把にすると **表2** のとおりです．局所ステロイドや生食鼻洗浄はすべてのガイドラインを通じて推奨されていますが，それ以外については推奨が異なっています．

▶鼻洗浄

　鼻洗浄はドラッグストアで"鼻うがい"用の道具が販売されています．小量の鼻洗浄（1日5 mL）ではあまり効果は得られませんが，1日150 mLの鼻洗浄であれば鼻症状に関するQOLスコアが結構改善することがわかっています〔100点満点のスコアリングシステムで13.5点（95%CI 9.63-17.37）の改善〕[5]．盲検化試験を行うわけにもいかず，鼻洗することによる自己満足感などのバイアスはあるかもしれませんが，生食などで鼻を洗うだけなので副作用もそれほどなく患者さんには希望があればやって

表2 各国の診療ガイドラインのまとめ

	ポリープあり	ポリープなし
Maintenance treatment		
局所ステロイド	使うことを強く推奨	使うことを強く推奨
生食鼻洗浄	使うことを強く or 弱く推奨	使うことを強く or 弱く推奨
ロイコトリエン	使うことを弱く推奨 or 使わないことを強く推奨	記載なし
抗ヒスタミン	記載なし or 使うことを弱く推奨	記載なし or 使うことを弱く推奨
Rescure treatment		
全身ステロイド	使うことを強く推奨	使うことを弱く推奨
抗菌薬短期使用	使うことを弱く推奨	使うことを弱く推奨
長期マクロライド	使うことを弱く推奨 or 使わないことを弱く推奨	使うことを弱く推奨 or 使わないことを弱く推奨

みてはとお伝えしています.

　鼻洗浄の器具についてはドラッグストアで購入できます．1,000〜2,000円程度から10,000円程度まで値段もばらばらですが，特段効果に違いがあるわけでもないので安いものを購入してもらったらよいと思います．ただ患者さんによっては鼻を洗浄すると気持ち悪いという方もいるので，そういう場合は本人の意向に沿う形で無理にすすめていません.

▶局所ステロイド（点鼻ステロイド）

　点鼻ステロイドは鼻粘膜の腫脹をとり副鼻腔の鼻腔開孔部位を拡げ副鼻腔炎症状を改善させ，また鼻内ポリープの縮小効果があります．ナゾネックスやアラミストなどいくつか点鼻ステロイド薬がありますが，基本的にはアレルギー性鼻炎で保険適用があります．アレルギーの関与がある鼻内ポリープを伴う慢性副鼻腔炎や，鼻内ポリープはないけれども花粉症や通年性アレルギー性鼻炎を伴う慢性副鼻腔炎患者さんに使用しています.

　メタ解析からは局所ステロイドの効果として，12〜20週後の鼻症状を3点満点のスコアで，鼻閉を0.50点（95%CI 0.61-0.39），鼻汁を0.25点（95%CI 0.33-0.17），嗅覚障害を0.19点（95%CI 0.28-0.11），顔面痛を0.27点（95%CI 0.56-0.02）程度改善するという報告もあり，適応があれば是非使用してください[6].

▶カルボシステイン（ムコダイン®）

　カルボシステインは日本で急性副鼻腔炎，慢性副鼻腔炎に一般的に使用されています．鼻腔粘膜の障害を軽減し，鼻粘膜の輸送能を改善することで，膿性鼻汁をさらさらにし，副鼻腔炎をよくするとされています．小量マクロライド療法への上乗せ効果として，カルボシステイン（500 mg 錠3錠分3など）の効果をみたランダム化比較試験の報告だと，カルボシステインを使用しなかった場合に比べ，QOL スコアや CT スコアは改善しないものの，鼻汁の性状や後鼻漏感が改善した（使用しなかった場合7割程度の改善だったのが8割強の改善）と報告があります[7]．生食洗浄や点鼻ステロイドに比べるとランダム化比較試験も少ないためか UpToDate でも触れられていませんが，個人的に薬価や副作用のリスクなどを考えると使いやすく，副鼻腔炎患者ではよく使用しています．薬効上，鼻水がさらさらになり一時的に後鼻漏感は増すことがあり，その点は使用する際にお伝えしています．

▶小量マクロライド療法

　クラリス®やクラリシッド®　200 mg 錠を1日1錠使用（〜3カ月）する小量マクロライド療法は副鼻腔炎の治療で時々みかけると思います．小量マクロライドを含め抗菌薬の長期投与を検討したランダム化比較試験は複数ありコクランレビューにまとまっていますが[8]，12週投与すると5点満点の QOL スコア（SNOT-20）が0.5点改善するというランダム化比較試験が1つあり，小量マクロライドは治療選択肢になります．ただ0.5点の改善は治療終了後3カ月で効果がなくなるというデータもあり，また現在の耐性菌に対する抗菌薬適正の現状だと小量マクロライドを積極的に使用するかどうかは悩ましいです．

▶抗ヒスタミン薬，抗ロイコトリエン薬

　アレルギー性鼻炎を伴う場合にはアレルギーによって下鼻甲介はじめ鼻内粘膜が腫脹し副鼻腔自然孔ルートが狭くなる場合があります．また鼻内ポリープを伴う副鼻腔炎の中にはポリープの要因としてアレルギーが関与している場合があります．そのため抗ヒスタミン薬や抗ロイコトリエン薬を併用する場合があります．

　ガイドラインでは Rescure treatment についても言及しています．慢性副鼻腔炎は急性副鼻腔炎を契機に増悪することがあるため，急性増悪時は急性副鼻腔炎に準じて抗菌薬治療を行って下さい．また経口ステロイド投与は局所ステロイドよりもポリープ縮小効果があり急性増悪期に使用します．用量について決まった目安があるわけではないですが，個人的にはリンデロン0.5 mg錠®を0.5錠　分1　数日～1週間程度使用しています．

慢性副鼻腔炎の治療戦略

　慢性副鼻腔炎の治療薬としては色々ありますが，どういう風に選択するのかも悩むところです．JAMA のレビューを参考に日本の現状をあわせると 図5 のようなフローチャートが1つの選択肢になります．全身ステロイドは日本では一般的でなく馴染まないかもしれません．フローチャートの最後の治療でも症状が改善しなければ手術や治療法の相談の意味で耳鼻科に紹介してもらえればと思います．

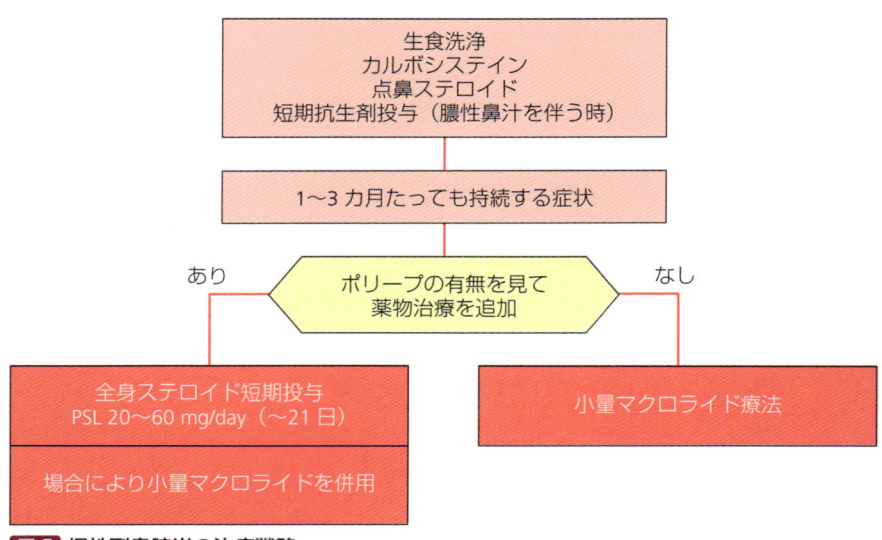

図5 **慢性副鼻腔炎の治療戦略**

Reference

1) Daniel L Hamilos. Chronic rhinosinusitis: Clinical manifestations, pathophysiology, and diagnosis. UpToDate
2) 日本鼻科学会, 編. 第 4 章　検査. In: 副鼻腔炎診療の手引き. 東京：金原出版；2007.
3) 難病情報センター. 好酸球性副鼻腔炎　http://www.nanbyou.or.jp/entry/4537
4) Rudmik L, Soler ZM, et al. Medical Therapies for Adult Chronic Sinusitis. JAMA. 2015; 314: 926-39.
5) Chong LY, Head K, Hopkins C, et al. Saline irrigation for chronic rhinosinusitis（Review）Cochrane Data Sys Rev. 2016: CD011995.
6) Chong LY, Head K, Hopkins C, et al. Intranasal steroids versus placebo or no intervention for chronic rhinosinusitis. Cochrane Database Syst Rev. 2016: CD011996.
7) Majima Y, Kurono Y, Hirakawa K, et al. Efficacy of combined treatment with S-carboxymethylcysteine（carbocisteine）and clarithromycin in chronic rhinosinusitis patients without nasal polyp or with small nasal polyp. Auris Nasus Larynx. 2012; 39: 38-47.
8) Head K, Chong LY, Piromchai P, et al. Systemic and topical antibiotics for chronic rhinosinusitis（Review）Cochrane Data Sys Rev. 2016: CD011994.

<藤原崇志>

慑性副鼻腔炎様の症状で見逃したくない疾患

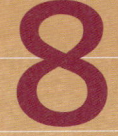

8

- 片側の副鼻腔炎をみたら悪性腫瘍の可能性は必ず頭の片隅においておく．
- 鑑別診断としては慢性副鼻腔炎のほかに真菌症，歯性上顎洞炎，腫瘍（良性/悪性）．
- 慢性副鼻腔炎以外の上記3つであれば耳鼻科へ紹介を！

　急性副鼻腔炎から慢性副鼻腔炎に移行する場合や，鼻茸（ポリープ）を伴う慢性副鼻腔炎の場合，左右で重症度の差はあるものの多くは両側性です．そのため「片側性の慢性副鼻腔炎」の場合には慢性副鼻腔炎と診断する際には注意が必要といわれています．もちろん片側性の副鼻腔炎もあるのですが，片側副鼻腔炎の場合は急性副鼻腔炎からの移行やポリープなどを伴う慢性副鼻腔炎のほかに，真菌性（上顎洞真菌症），歯性上顎洞炎，そして見逃すと致命的になる上顎癌などの腫瘍性疾患があります．自分が耳鼻咽喉科の後期研修医の際に「片側副鼻腔炎の場合はMRIを撮像」と教えてもらったこともあります．片側副鼻腔炎に全例MRIというのはやりすぎかもしれませんが，自信をもって腫瘍性を否定できない片側副鼻腔炎であればMRIまたは鼻内ファイバーなどの検査で腫瘍性を除外する必要があります[1]．

　片側性の副鼻腔炎は両側性と違って疾患が多彩で，また前の項で触れた慢性副鼻腔炎とは治療法も異なってきます．ここでは片側副鼻腔炎の場合に考えるべき鑑別疾患ならびにその治療，耳鼻科へ紹介するタイミングを述べていきます．

JCOPY 498-06282

真菌性（慢性非浸潤性）

　鼻腔は外界と接することから進入し，定着もしくは感染する場合があります．真菌による副鼻腔はいくつかのタイプがあり，重篤な症状を呈する浸潤性（invasive），限局した病変を呈する非浸潤性（non-invasive），そのほかに慢性の非浸潤性および真菌の抗原が関与するアレルギー性真菌性鼻副鼻腔炎（allergic fungal rhinosinusitis）があります[2]．浸潤性は急性もしくは慢性のものがあり，通常の副鼻腔炎よりも高度な頭痛や急激に進行する視力障害（真菌の浸潤部位に応じて生じる）があり，緊急手術や抗真菌薬の全身投与などを要し，時に致死的になります．あまり遭遇することはないと思いますが，視力低下などの症状や骨破壊を伴う副鼻腔CTをみたらすぐに耳鼻科に相談してください．

　非浸潤性は副鼻腔真菌症の中では発生頻度が多く，片側性の副鼻腔炎の中でも歯性上顎洞炎と非浸潤性副鼻腔真菌症がその大半を占めます．気流の関係からなのか上顎洞に発生することが多く，CT上では上顎洞の low density area の中に high density の真菌塊を認めるのが特徴的です **図1**．膿性鼻汁や後鼻漏，異臭などを契機にみつかることもありますが，無症状でたまたま CT で指摘される場合もあります．

　非浸潤性では抗真菌薬などの投与は不要であまり意味がなく，手術による真菌塊の除去および病的粘膜の切除になります．放置していて万が一に浸潤性に移行すると致死的になる場合もあることから，特に浸潤性に移行しやすいと思われる免疫異常の方（ステロイド長期内服，免疫抑制薬，抗

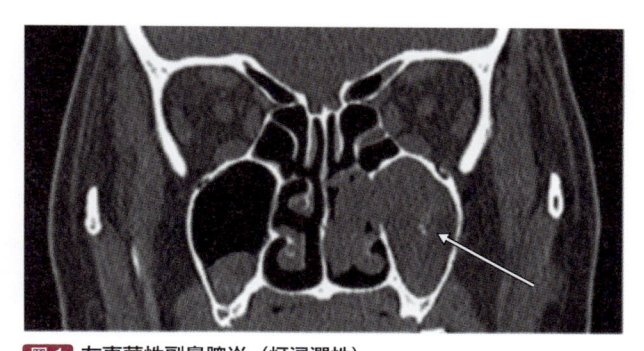

図1 左真菌性副鼻腔炎（灯浸潤性）
左上顎道内に high density を認め，真菌性が疑われる．

悪性腫瘍薬）には早めの手術をおすすめしています．実際のところどのくらい放置したら浸潤性に移行するのかはよくわからず，色々な理由で（自覚症状がない，金銭的に難しい，時間がない，高齢でもう治療は希望しない）手術せずに浸潤性へ移行する可能性について説明した上で何年も経過をみている人も外来にはいます．

歯性上顎洞炎

片側性の副鼻腔炎の数十％には上顎の歯由来の上顎洞炎があります．片側性の副鼻腔炎が疑われた場合はCTなどで上顎の歯の根尖周囲の病変がないか，上顎歯と上顎洞と交通がないか確認し，もし歯性上顎洞炎が疑われれば耳鼻科・歯科での治療が必要になります．

副鼻腔乳頭腫

副鼻腔の腫瘍としてない内反性乳頭腫は最も多い腫瘍性疾患の一つです．**図2**は篩骨洞（鉤状突起）から生じた乳頭腫です．CTだと少しわかりにくいですが，MRIだと上顎洞はintensityも均等で慢性副鼻腔炎の際にみられる液体貯溜で説明がつきますが，篩骨洞は不均一なintensityで充実性の病変を認めます．乳頭腫は手術による完全摘出が治療方針になりますが，手術しても再発しやすく，完全に取りきらないと何度も再発し癌に進展することがあります．基本的にはみつけた時点で手術になるため，もし疑われれば耳鼻科へ紹介してください．

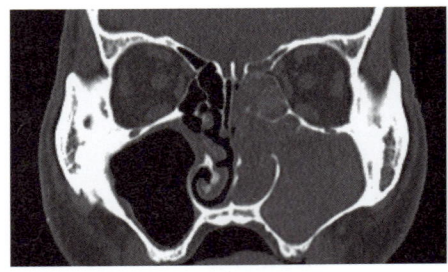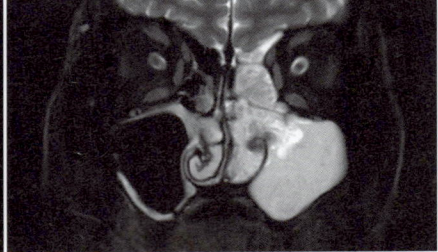

図2 左副鼻腔乳頭腫

JCOPY 498-06282

術後性上顎嚢胞

慢性副鼻腔炎というわけではないですが，類縁疾患として術後性上顎嚢胞という病気もあります．副鼻腔炎は現在では内視鏡下に鼻内から手術をしていますが，昔は歯ぎん部切開をして副鼻腔の治療をしていました．歯ぎん部切開を行った後，数十年して手術後の部位に嚢胞ができることがわかっており，これが術後性上顎嚢胞です（篩骨洞にできる場合もあります）．

図3 の写真は 50 代の方ですが学童期に歯ぎん部切開で副鼻腔炎の治療歴があり，今回は左頬の腫脹，疼痛があり歯科を受診した際にこの病気を指摘されています．嚢胞は閉鎖腔のため鼻汁が出ることは少ないですが，鼻閉，頬部腫脹，疼痛と慢性副鼻腔炎と似たような症状を呈します．副鼻腔炎の手術を昔した患者さんが副鼻腔炎様の症状を呈した場合にはこの病気を疑ってください．

治療としては急性副鼻腔炎に準じて抗菌薬を投与すると一時的に症状が回復することもありますが，基本的には嚢胞を鼻内などに開放する手術が根本治療になります．嚢胞自体が小さければ手術せず様子をみることもありますが，嚢胞が大きくなると眼を圧迫し場合によっては複視が生じることもあり，手術しないにしても定期的に耳鼻科でのフォローがよいと思います．

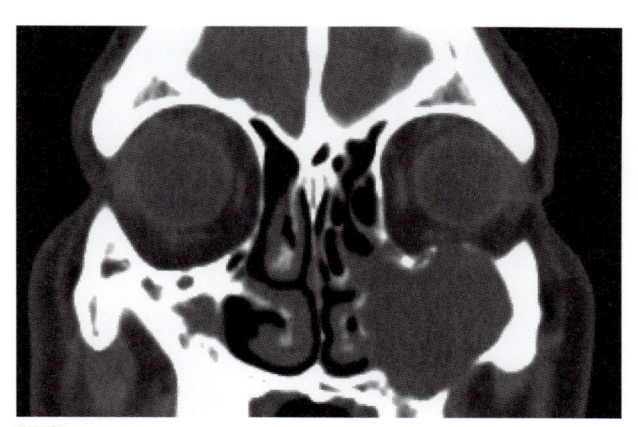

図3 左術後性上顎嚢胞

　CT 上，片側性の副鼻腔炎がある場合に必ず除外すべきものとして悪性腫瘍があります．真菌症や歯性上顎洞炎，術後上顎洞嚢胞は数カ月単位で見逃しても大丈夫ですが，悪性腫瘍を慢性副鼻腔炎と診断して悪性腫瘍の治療が遅れることは病気の予後を大きく変える可能性があります．とはいえ片側というだけで鼻腔悪性腫瘍の症状は鼻閉や鼻汁などいわゆる慢性副鼻腔炎と同様の症状であり，診断される多くの悪性腫瘍患者は初期に慢性副鼻腔炎として治療されています．

　悪性腫瘍を疑うポイントとしては片側症状が強いこと，また鼻出血は慢性副鼻腔炎ではそれほど多くない一方で悪性腫瘍には多い症状であり，数週間と持続して鼻出血が続くのは悪性腫瘍に気付くきっかけになります．

　図4の写真は左鼻腔悪性黒色腫の方の CT です．1 カ月続く鼻出血，鼻閉を主訴に来院され，CT では下鼻甲介を中心に腫瘍性病変を認めました．内視鏡では易出血性の腫瘍を認め，生検で鼻腔悪性黒色腫の診断となっています．

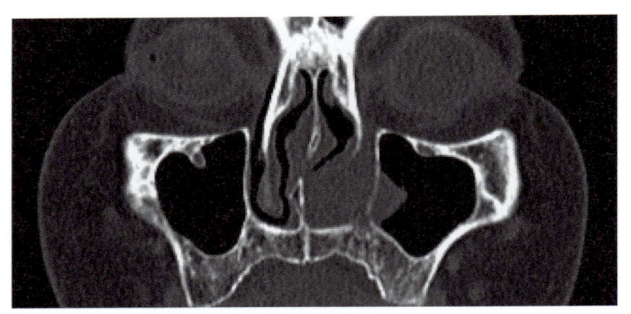

図4 左鼻腔悪性黒色腫（左下鼻道）

　図5の写真の方は鼻閉のため耳鼻科を受診し，右鼻腔内にポリープを認め副鼻腔炎として治療されていました．その 1 ヵ月後に上顎が腫れたため当院に紹介受診され，その際に右鼻腔内に腫瘍を認め **図5A**，生検で上顎癌（扁平上皮癌）の診断となっています．たまたま癌と診断される 3 カ月前に頭部 CT を撮像されているのですが **図5B**，右上顎洞に隆起性の病変を認めます．慢性副鼻腔炎の場合は上顎洞内に液体貯溜する場合も，液

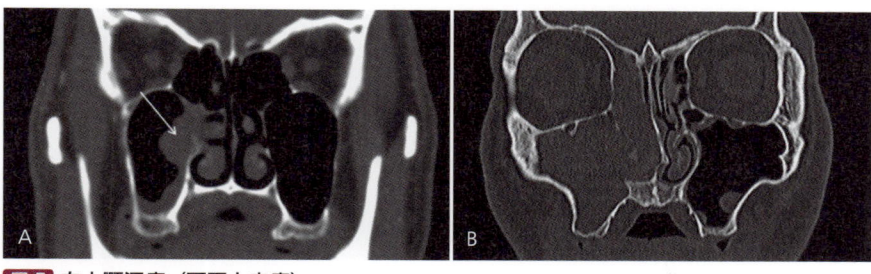

図5 右上顎洞癌（扁平上皮癌）
A: 癌と診断される3カ月前の写真
B: 右頬部腫脹を認め当院紹介され癌と診断された時点の写真

体成分であり尾側にたまるため，今みると非典型的にみえます．

　片側の副鼻腔炎の場合はいわゆる慢性副鼻腔炎以外の疾患が隠れている
ことがあり，両側の慢性副鼻腔炎よりは例えば診察と診察の間を短くした
りするなど少し慎重な対応が望ましいです．

Reference
1）日本鼻科学会，編．副鼻腔炎診療の手引き．第4章　検査．東京：金原出版；
2007．p23-36.
2）吉川 衛．副鼻腔真菌症の診断と治療．日耳鼻．2015: 118: 629-35.

＜藤原崇志＞

季節性アレルギー性鼻炎（花粉症） 9

Point

- 花粉の飛ぶ 2 週間前から治療をすると効果的.
- 治療は抗ヒスタミン薬，ステロイド点鼻，抗ロイコトリエン薬を中心に症状（くしゃみ・鼻漏型 or 鼻閉型）で使い分け.

　季節性アレルギー性鼻炎（花粉症）や通年性アレルギー性鼻炎（ハウスダストなどによるもの）は約 30％の方が罹患される一般的な病気です．一度病気になってしまうと基本的には治るという病気ではなく，重症の方は目のかゆみ，鼻閉，鼻汁などで日常生活の QOL がかなり損なわれることになります．抗ヒスタミン薬や点鼻薬の一部はドラッグストアで処方箋なく購入することができることもあって医療機関にかかることなく self-medication される患者さんも多いです．

　すでに花粉症に罹患して何年も経た患者さんは個人個人こだわりの処方があり，病院に受診された際に「●●の薬が欲しいです」と具体的にいわれる方も多いのであまり悩みはないかもしれません．ここでは初めて医療機関を受診される花粉症の方が来た場合によく質問されることや治療について述べようと思います．医療機関での治療を希望される患者さんではかかりつけの内科医院などで治療するのか，耳鼻科がよいのか，眼の症状がつらく眼科がよいのかなど悩まれる方もいますし，参考にしてもらえたらと思います．

アレルギー性鼻炎とは？　診断は？

　アレルギー性鼻炎は鼻粘膜の1型アレルギーで発作性反復性のくしゃみ，水様性鼻漏や鼻閉症状が生じます．アレルギー性鼻炎は人の鼻に進入してきた特定の抗原によって生じ，年中症状の出る通年性アレルギー性鼻炎と特定の時期のみ症状の出る季節性アレルギー性鼻炎（いわゆる花粉症）があります．通年性アレルギー性鼻炎はハウスダストやダニ，ペットなどに起因し，季節性アレルギー性鼻炎はおもに花粉症が原因で春に起きるスギ・ヒノキ花粉症，春夏のカモガヤなどのイネ科による花粉症，秋のブタクサ・ヨモギなどのキク科花粉症があります．

　季節性アレルギー性鼻炎の場合，風邪との鑑別が問題になりますが，患者さん自身が「毎年花粉が飛散する時期にくしゃみ，水性鼻汁が出るようになった」，「風邪とちがって眼もかゆみがある」と言われることも多く，またインターネットで耳鼻咽喉科学会のQ＆AやOTC薬のメーカーHPなど調べられている方もいますし，鑑別をあげるのは容易だと思います[1,2]．

　診断としては症状の問診に加えて下鼻甲介や鼻内を観察します．通年性だと鼻粘膜の蒼白腫脹や粘膜肥厚が特徴的で，季節性だと発赤腫脹が目立ちます．他覚的検査として鼻汁好酸球染色やアレルギー検査（皮膚テスト，血清特異的IgE抗体）がありますが，必ずしも検査をせずに自覚症状と他覚的所見で推定診断するケースも多いです．アレルギー検査は原因抗原を特定するためには必要ですが，アレルゲン免疫療法を除けば原因抗原が何であれ治療方針が大きく変わらず，また花粉症の場合は症状の時期である程度原因となる花粉が推定できることもあり，検査するかどうかは患者さんと相談して決めています．

治療法

　季節性アレルギー性鼻炎の治療では第2世代抗ヒスタミン薬の内服，ステロイド点鼻薬がよく使用され，その他に抗ロイコトリエン薬が使用されます．鼻アレルギー診療ガイドラインでは治療を軽症〜重症ごとに，また症状の出方（くしゃみ主体または鼻閉主体）に分けて治療の仕方を提示しています **表1**[3]．

表1 重症度別 アレルギー性鼻炎の治療

重症度	軽症	中等症		重症	
病型		くしゃみ・鼻漏型	鼻閉型または鼻閉を主とする充全型	くしゃみ・鼻漏型	鼻閉型または鼻閉を主とする充全型
治療	①抗ヒスタミン薬 ②遊離抑制薬 ③抗LTs薬 ④抗PGD2・TXA2薬 ⑤Th2サイトカイン阻害薬 ⑥鼻噴霧用ステロイド薬 ①〜⑥のいずれか1つ．①〜⑤で治療開始したときは必要に応じて⑥を追加．	抗ヒスタミン薬＋鼻噴霧用ステロイド薬	抗LTs薬 or 抗PGD2・TXA2＋抗ヒスタミン薬＋鼻噴霧用ステロイド薬 もしくは 抗ヒスタミン薬・血管収縮薬配合錠＋鼻噴霧用ステロイド薬	抗ヒスタミン薬＋鼻噴霧用ステロイド薬	鼻噴霧用ステロイド薬＋抗LTs薬 or 抗PGD2・TXA2＋抗ヒスタミン薬 もしくは 鼻噴霧用ステロイド薬＋抗ヒスタミン薬・血管収縮薬配合錠 必要に応じて点鼻用血管収縮薬を1〜2週間に限って用いる．症状が特に強い奨励では経口ステロイド薬を4〜7日間処方する．
	点眼用抗ヒスタミン薬または遊離抑制薬			点眼用抗ヒスタミン薬または遊離抑制薬またはステロイド薬	
	アレルゲン免疫療法				
	抗原除去・回避				

抗LTa薬：抗ロイコトリエン薬, 抗PGD2・TXA2: 抗プロスタグランジン D_2・トロンボキサン A_2薬
(鼻アレルギー診療ガイドライン作成委員会. 鼻アレルギー診療ガイドライン—通年性鼻炎と花粉症〈2016年版〉. 改訂第8版. 東京：ライフサイエンス；2016[3])

　花粉症では花粉が飛散する1週間前もしくは症状が少し出たかなという時期から治療を開始すると花粉時期の症状が軽く短くなるとされ，花粉飛散前の初期療法がすすめられています．初期療法はくしゃみ・鼻漏型では抗ヒスタミン薬または遊離抑制薬，鼻閉・充実型ではそれ以外の薬を1剤使用し，本格的に花粉が飛散するころには重症度に準じた治療に移行することがすすめられています[3]．実際には患者さんは薬物治療を本格飛散前と飛散後で細かく変更するのが大変で，本格飛散時期の治療を初期療法としている患者さんも多分多いと思います．

JCOPY 498-06282

抗ヒスタミンや点鼻ステロイドなどの薬についてはインターネット検索で一覧リストがいくつかの HP で公開されています．日本アレルギー協会のパンフレットは実際の薬の形状が書かれており，患者さんにみせると「この薬は眠くなった，この薬は去年使用したがよかった」とか教えてくれるのでよく参考にしています[4]．

抗ヒスタミン薬の使い分けは？

抗ロイコトリエン薬や点鼻ステロイドは使い分けをすることはありますが，使用方法（1 日 1 回 or2 回など）や使用感（点鼻ステロイドでは鼻に流れる感じなど）で分けていて患者さんの好みなどで変わるだけであまり悩むことはないです．一方で抗ヒスタミン薬はたくさんの種類が販売されており，その使い分けに本当に悩みます．

抗ヒスタミン薬は初期に開発された第 1 世代と欠点を改善した第 2 世代があります．第 1 世代は薬価が安く使うことがなくはないですが，中枢神経抑制作用や眠気などの副作用が出るため一般的には第 2 世代に抗ヒスタミン薬を使用していると思います．第 2 世代の中でどの薬が最も効果がよいかは全ての抗ヒスタミン薬を直接比較したものはなくよくわかっていませんが[5]，脳内移行を薬理学的指標にして使い分けをしています **図1**．

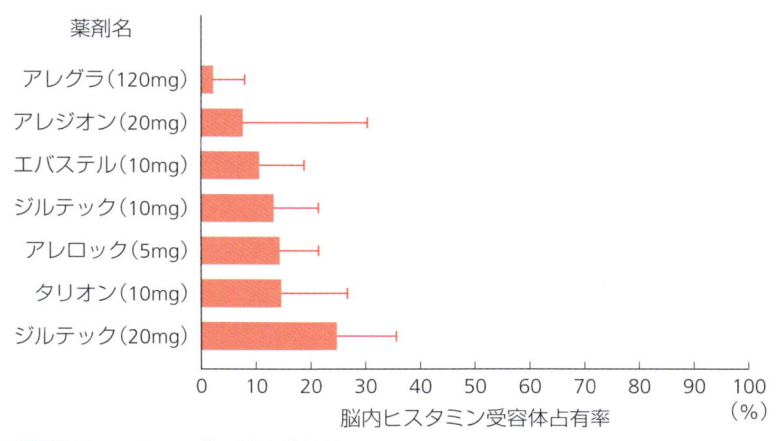

図1 抗ヒスタミン薬の脳内移行性

薬物療法以外のアドバイスは？

▶抗原の除去と回避

抗原からの回避はアレルギー性鼻炎で重要になってきます．花粉症の時期は外出時にマスク，めがねを使ったり，帰宅時に衣服や髪をよく払ってから入室する，花粉の多い時期はふとんや洗濯物の外干しは避けたりなどの工夫が望ましいです．

▶アレルゲン免疫療法（皮下，舌下 etc）

以前からアレルゲン免疫療法はありましたが，2014 年よりスギ花粉，2015 年よりダニ通年性アレルギー性鼻炎に対して舌下免疫療法が保険適用になりました．少なくとも数年単位の治療で毎日必ず 1〜2 分間，薬物を舌下に投与しないといけないなど制約が多いこともあり必ずしも多くの方が行っている治療ではないです．初めて花粉症になった方は抗ヒスタミン薬や点鼻ステロイド薬での治療がよいと思いますが，患者さんが希望した場合や，抗ヒスタミン，点鼻ステロイドなどで十分な効果が得られない方には耳鼻科もしくはアレルギー科を受診してアレルゲン免疫療法について相談してもらえたらと思います．

▶手術療法

より重症な方では鼻内に付着する花粉を抑制するために鼻粘膜収縮を目的とした電気凝固，鼻閉を改善するための鼻中隔矯正術・粘膜下下鼻甲介骨切除，鼻漏の改善をするための後鼻神経切断術などもあります．薬物治療で十分な効果が期待できない場合に選択肢になるため，必要であれば耳鼻科を受診し相談してもらうようにしてください．

JCOPY 498-06282

Reference

1) 日本耳鼻咽喉科学会. はなの病気 Q & A〔アレルギー性鼻炎〕. http://www.jibika.or.jp/citizens/handbook/hana1.html
2) アレルギー専門鼻炎薬. http://www.allegra.jp/rhinitis.html
3) 鼻アレルギー診療ガイドライン作成委員会. 鼻アレルギー診療ガイドライン―通年性鼻炎と花粉症〈2016 年版〉. 改訂第 8 版. 東京: ライフサイエンス; 2016.
4) 日本アレルギー協会. アレルギー性鼻炎のおもな治療薬. http://www.jaanet.org/pdf/archives_20150805-2.pdf
5) Xiao J, Wu WX, Ye YY, et al. A Network Meta-analysis of Randomized Controlled Trials Focusing on Different Allergic Rhinitis Medications. Am J Ther. 2016 23: e1568-78.

＜藤原崇志＞

高齢者の水性鼻汁の診かた

10

> **Point**
>
> 🦻 加齢とともにひどくなるくしゃみ，鼻閉を伴わない水性鼻汁では老人性鼻漏（old man's drip）を疑う．
>
> 🦻 老人性鼻漏では有効な薬物治療がほとんどなく，患者に病態を説明し QOL を上げる．
>
> 🦻 治療としては鼻腔加温．抗ヒスタミンや点鼻噴霧ステロイドを一度試すのは選択肢．

　水性鼻汁としては季節性・通年性アレルギー性鼻炎が原因のほとんどを占めますが，高齢者の場合には非アレルギー性の水性鼻汁が問題になります．特に 60 歳以降になると加齢性変化とともに水性鼻汁が多くなるといわれ，老人性鼻漏（old man's drip）といわれます．季節を問わず水性鼻汁があるため通年性アレルギー性鼻炎と診断されることがありますが，症状としてくしゃみや鼻閉を伴わない点がアレルギー性鼻炎と異なります．

　加齢に伴う水性鼻汁の機序についてははっきりわかってはいませんが，鼻腔の加温・加湿能の加齢性変化がその一因といわれています．加齢とともに鼻粘膜が萎縮し，その結果，鼻腔内の加温調節が若年者に比べると難しくなります．通常，深部体温よりも鼻腔内は温度が低く，呼気は鼻腔内を通過する際に冷却され水滴になります．鼻腔内がある程度の加温機能があると冷却された水滴も水分蒸発することができますが，加齢に伴い加温機能が低下すると水滴が蒸発することができずに貯留し，水性鼻漏として自覚します[1]．

　いわゆる冬に呼気内の水蒸気が凝結する機序が鼻内で生じてしまうわけですが，体内の水分が鼻内で凝結するなら脱水にならなくてよいかもと思うこともありま

すが，水性鼻汁が多くティッシュを手放せず，日常生活に支障をきたすこともあります．

老人性鼻漏の特徴は？

　アレルギー性鼻炎の場合，アレルギー反応によって下鼻甲介粘膜は浮腫状変化をきたしますが，加齢性鼻炎では粘膜は浮腫するどころかむしろ萎縮気味になり，粘膜にしわがよる場合もあります．症状や鼻内視診で臨床診断を下す場合が多いですが，鼻汁の好酸球検査が陰性であればより強く老人性鼻漏を疑います．

　温かいものを食べた際に症状がひどくなるのも特徴の1つです．鼻腔の加温機能が低下することで呼気中の水蒸気が鼻腔内で結露し症状になるわけですが，温かいものを摂取すると顔の前は高湿度の環境になるため，鼻腔内の水滴を蒸発させる機能はより低下します．そのため温かいものを食べている時に水性鼻汁が増加します[1]．

老人性鼻漏の治療は？

　加齢に伴う変化のため治療が困難な場合が多く，薬物治療も有効なものはありません．ただ，加齢に伴う生理的な現象であることを患者さんに伝えると納得され安心する方もいます．水性鼻汁がひどくティッシュを1日中手放せないという方は病態の理解だけでは納得が得られず，何かしらの対応を希望される場合もあります．日常生活の指導の一つとして，足湯をしたり朝晩39〜40度に温めた生理食塩水での鼻洗浄を行うことで鼻腔内を加温するという方法があります[2]．薬物治療として有効な治療はほとんどありません．アレルギー性鼻炎と判断されて抗ヒスタミン薬や鼻腔噴霧ステロイドが使用される場合がありますが，これらの薬剤は鼻腔内の血流を低下させ余計に鼻腔内の加温機能を低下させ症状を悪化させる場合があるため，漫然とした投与は避けたほうがよいです．ただ一部の患者では老人性鼻漏にアレルギー性鼻炎が関与しているからか，抗ヒスタミン薬や鼻腔噴霧ステロイドで症状が緩和することもあり，一度は試してみてもよいかもしれません．

Reference

1) 市村恵一，瀬島尊之，太田 康，他．高齢者における水性鼻漏—アンケート調査—．日鼻誌．2002: 41: 149-55.
2) 日経メディカルオンライン—高齢者の長引く鼻水では老人性鼻漏も鑑別に—．http://medical.nikkeibp.co.jp/leaf/mem/pub/report/201610/548496.html

＜藤原崇志＞

JCOPY 498-06282

嗅覚障害の診かた

11

Point

- 嗅覚障害の原因を分類する.
- 原因に応じた治療を行うが, 中には改善しない症例もあるため, 患者とのコミュニケーションを十分とり診療を行う.

　においがわからない, 特定のにおいしか感じない, といった症状を訴えて受診をする患者さんにしばしば出会うことがあります. 緊急性の低い症例が多いためか, 治療に関しては後回しになることも多く, 患者さんが満足のいく結果が得られないこともしばしばあるのではないでしょうか.

　しかし嗅覚は, 患者さんの職業や生活における QOL に関わることも多く, 重要な感覚器の一つであることは間違いありません. ここでは嗅覚障害の原因と治療法について述べたいと思います.

嗅覚の経路からみた鑑別

　嗅覚中枢伝導路は, 鼻腔→嗅粘膜→嗅神経→第1次嗅覚中枢（嗅球）→高次嗅覚中枢（外側嗅索）→嗅覚皮質（眼窩前頭回外側後部・中央後部）といわれており, この経路中, どこが障害されても嗅覚障害が出現します **図1**. 経路のうち鼻腔が障害されたものを呼吸性, 嗅粘膜〜嗅神経が障害されたものを末梢性, 嗅球以降が障害されたものを中枢性と分けて原因を鑑別します.

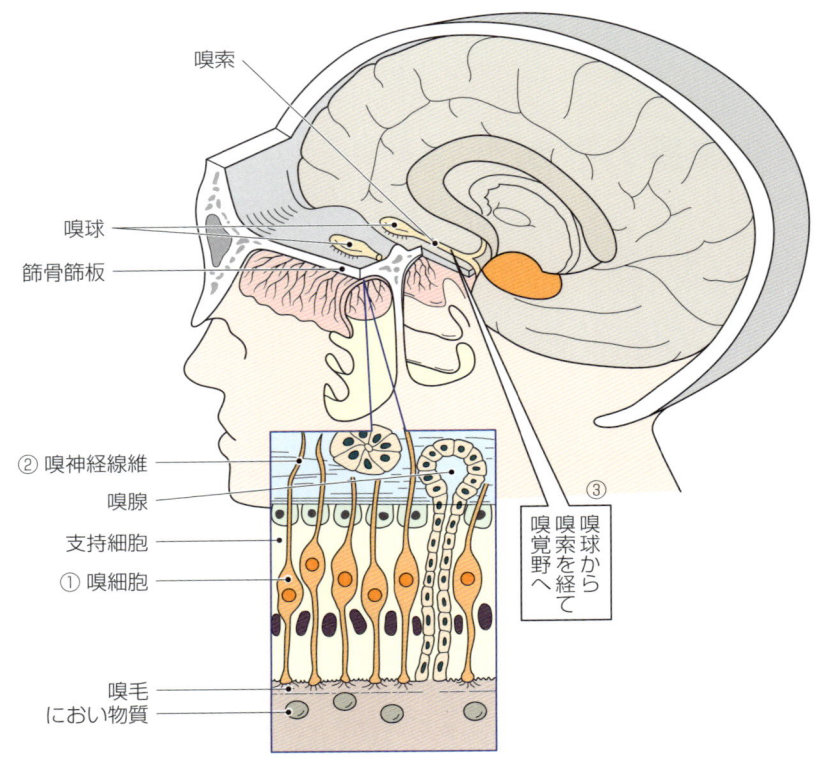

以下の図と対応するラベル：

- 嗅索
- 嗅球
- 篩骨篩板
- ② 嗅神経線維
- 嗅腺
- 支持細胞
- ① 嗅細胞
- 嗅毛
- におい物質
- ③ 嗅球から嗅索を経て嗅覚野へ

図1 嗅粘膜の構造と嗅覚伝導路

嗅覚検査

　嗅覚障害を診察する際，原因に加えて，現状での嗅力について客観的に判断する必要があります．

● **静脈性嗅覚検査（アリナミンテスト）**

　検査方法：アリナミン® 2 mL を被験者の左肘正中静脈に 20 秒かけて等速で注入します．静注開始からニンニク臭を感知するまでの時間を潜伏時間，嗅感発現から消失までを持続時間として測定します．その間，被験者には 2 秒に 1 回の安静鼻呼吸をさせます．正常者の測定値は以下の通りです．

潜伏時間：6～10 秒　　持続時間：45～95 秒

JCOPY 498-06282

● **基準嗅力検査（T&Tオルファクトメーター）[1]**

検査方法：ニオイ紙についた基準臭を低濃度から順次かがせ，ニオイを感じた濃度が検知域値，さらに濃度を上げてニオイの種類を判断できた濃度が認知域値となります．これを5種類の基準臭全てで行い，オルファクトグラム用紙に記入します．

認知平均嗅力損失値が0～1.0で正常，1.1～2.5で軽度低下，2.6～4.0で中等度低下，4.1～5.5で高度低下，5.6以上で脱失と判断します．一般に，健常者では検知域値の約10倍濃度で認知域値が測定されます．

加齢による嗅覚障害では検知域値と認知域値に解離は見られないが，アルツハイマー病やパーキンソン病，脳腫瘍などの中枢性疾患の場合は，検知・認知域値解離現象が見られることがあります[2]．

嗅覚障害の原因

呼吸性嗅覚障害

▶慢性副鼻腔炎による嗅覚障害

嗅覚障害の原因として最も多いです．鼻腔ポリープや鼻中隔彎曲の合併，鼻腔粘膜の腫脹により鼻内気流が障害され，におい分子が嗅粘膜まで到達しないことが原因です．

● **治療**

保存的治療：マクロライド少量長期療法など一般的な副鼻腔炎治療と懸垂頭位でのステロイド点鼻を併用して行います．

喘息を合併している場合はセレスタミン®あるいはステロイド内服が有効です[3]．

手術治療：鼻中隔矯正やポリープの除去により，嗅裂への通気性を高めます．

★**改善が乏しい症例**

喘息合併例や好酸球増多症例などでは緩解と増悪を繰り返すことが多いです．定期的な通院と，増悪時のステロイド点鼻，セレスタミン®やステロイド内服を適宜行いコントロールしていきます[4]．

末梢性嗅覚障害

▶感冒罹患後の嗅覚障害

感冒後，嗅裂粘膜や嗅神経周囲のみに炎症が残存したもの，あるいは，嗅粘膜の所見が正常でウイルスが直接嗅神経を障害したものです[5]．

● 治療

懸垂頭位でステロイド点鼻を行います．ウイルスが原因の場合，ステロイド点鼻の効果は乏しいとされるが自然緩解する例も少なくないため[6]，点鼻や，塩酸 L システイン[7]，ビタミン製剤などの内服を行いながら経過観察を行います．

▶薬剤性嗅覚障害 表1

嗅覚障害を引き起こすとされる薬剤は数多く報告されていますが[8]，日本では特に，抗癌剤としてよく用いられるテガフールとその誘導体（例えば UFT® や TS-1®）による報告が多いです[9]．これらの薬を長期投与することで嗅細胞のターンオーバーが障害され，嗅上皮が変性し嗅覚障害が起きます[10]．しかし，原因薬剤を中止し，治療を行うことで約半数で改善を認めたとの報告があります[11]．

● 治療

原因薬剤の中止をまず行い，ステロイド点鼻やビタミン製剤の内服で回復を促します．

▶環境汚染・毒性化学物質による嗅覚障害

表2 のように，さまざまな物質が嗅覚障害を引き起こす原因として知られています[8]．労働環境でこれらの物質を扱っている場合は，労働災害の対象となりえます．

また，喫煙も嗅覚障害に関与しており，禁煙を行うことでゆっくりではあるが嗅覚が改善するとされています[12]．

● 治療

原因物質からの曝露を回避し，ステロイド点鼻やビタミン製剤の内服で回復を促します．

表 1 嗅覚障害を引き起こす薬剤

心血管系	ACE 阻害薬	カプトプリル，エナラプリル
	Ca 拮抗薬	アムロジピン，ニフェジピン，ジルチアゼム
	抗不整脈薬	アミオダロン
	抗高脂血症薬	コレスチラミン，クロフィブレート，ゲンフィブロジル，ロバスタチン，プラバスタチン
	その他	アムリノン，ドキサゾシン，β ブロッカー
抗感染薬	アミノグリコシド	ゲンタマイシン，カナマイシン，ストレプトマイシン
	ペニシリン	アモキシシリン
	キノロン	オフロキサシン
	テトラサイクリン	ドキシサイクリン
	抗ウイルス薬	アマンタジン
	抗原虫薬	ペンタミジン
	消毒薬	クロルヘキシジン
抗炎症薬	NSAIDs	フルビプロフェン
	吸入副腎皮質ステロイド	ベクロメタゾン，フルニソリド
	吸入 β 協働薬	ピルブテロール
	副腎皮質ステロイド	コルチコステロン
抗甲状腺薬		カルバマゾール，チアマゾール(メチマゾール)，プロピルチオウラシル，メチルチオウラシル
ビタミン A		イソトレチノイン
抗喘息薬		ピルブテロール
抗ヒスタミン剤		プロメタジン
鼻腔抗うっ血薬		オキシメタゾリン，フェニレフリン
麻薬		コカイン，塩酸テトラカイン，モルヒネ，コデイン
食欲抑制剤（交感神経類似薬）		アンフェタミン，フェンテルミン
副交感神経興奮薬		アセチルコリン様物質
抗 Parkinson 薬		ブロモクリプチン，レボドーパ
向精神薬		アミトリプチリン
抗腫瘍薬		シタラビン，メトトレキサート，インターロイキン 2，α インターフェロン
抗潰瘍薬		シメチジン
抗けいれん薬		スコポラミン，スマトリプタン
重金属		砒素，鉄

表2 慢性曝露により嗅覚障害を引き起こす物質

金属化合物	カドミウム，クロム，鉛，水銀，ニッケル，磁性物（鉄，アルミニウム，ニッケル，コバルト，クロム粉末），銀，ステール，亜鉛
塵埃	埃，セメント，化学化合物，コーク，穀物，hardwood，ライム，印刷，石綿
非金属性無機化合物	アンモニア，二硫化炭素，一酸化炭素，塩素，セレン化水素，硫化水素，ヒドラジン，二酸化窒素，二酸化硫黄，フッ素化合物
有機化合物	酢酸，アセトン，アセトフェノン，アクリルベンゼン，ベンジン，クロロメタン，フォルムアルデヒド，メントール，有機燐酸塩，殺虫薬，トリクロロエチレン，ペンタクロルフェノール，鉱油，溶媒
製造物	酸，アスファルト，セメント，綿，切断油，小麦粉，香辛料，香料，ペイント，紙，ペパーミント，ニス，合成皮革，排水

中枢性嗅覚障害

▶外傷性嗅覚障害

　交通外傷時，前後方向からの外力により引き起こされることが最も多いです．頭部MRIに異常を認めない場合でも重度の嗅覚障害を引き起こすことはまま認められます[13]．

● 治療

　ステロイド点鼻やビタミン製剤の内服を行います．しかし，一般に外傷性嗅覚障害は治りにくいといわれています．

▶加齢に伴う嗅覚障害

　一般に70歳を過ぎた頃から徐々に嗅覚域値が低下してくるといわれていますが，中には病的に障害されるものもあり，老人性のアルツハイマー病や認知症の初期症状の場合もあるといわれています[14]．

全身疾患から引き起こされる嗅覚障害

▶アルツハイマー病

　アルツハイマー病の比較的早期の段階で，嗅覚障害が出現するとされています[15]．Ｔ＆Ｔオルファクトメーターで検査を行うと，まず認知域値のみ低下して検知域値との解離が出現し，病期の進行とともに検知域値も低

下していくといわれています[16,17]．これは，嗅粘膜から中間経路を通って高次の眼窩前頭皮質や外側視床下部へ達する間で病変が生じるために起こり，嗅脳より中枢から変化が起きるためと考えられています[18]．しかし，はっきりとした嗅覚障害の原因は不明であり，嗅覚障害から早期にアルツハイマー病を診断するまでには達していません．

▶パーキンソン病

パーキンソン病の神経症状，病期とは無関係ですが[19]，進行の早期で嗅覚障害が見られるとされており[20]，原因としてドーパミンの代謝障害説が有力です．中脳腹側被蓋部から嗅結節に投射される過程でドーパミンニューロンが存在しており，この過程の障害で引き起こされたドーパミン不足が嗅覚障害を引き起こすと考えられていますが，ドーパミン製剤を投与しても嗅覚障害は改善されず[21]，原因は不明です．

▶うつ病

うつ病患者での大脳辺縁系，視床下部の障害により嗅覚障害が起きる可能性が報告されています[22]．実際，うつ病患者の半数は嗅覚障害や味覚障害を訴え，また嗅覚障害や味覚障害を訴える患者にベックうつ病調査票スコアを行うと，1/3 以上が軽度から高度のうつ病という結果でした[23]．

Reference

1) 高木貞敬．嗅覚障害：その測定と治療．In: 豊田文一，他編．東京：医学書院；1978．p.1-14.
2) 堀川 勲，三輪高喜，古川みつる．嗅覚障害の診断．JOHNS．2002；18：192-4.
3) 深澤啓二郎，藤井恵美，友藤誠一，他．嗅覚障害患者に対するステロイド懸濁液局所注入療法．日耳鼻．1999；102：1175-83.
4) 深澤啓二郎．慢性副鼻腔炎による嗅覚障害．耳鼻咽喉科診療プラクティス．2003；12：28-32.
5) 浅賀英世，福島淑子，藤居荘二郎，他．カゼを契機に発症した嗅覚障害の病態 日本鼻科学会誌．27：102；1988.
6) 富山健太，愛場庸雅，松本考司，他．神経性嗅覚障害の自然寛解について．味と匂．1997；4：343-6.
7) 岡 嗣郎，真田聖子，福島淑子，他．嗅覚障害に対するL-システインエチル塩酸塩製剤の併用療法．第 17 回鼻副鼻腔学会誌．1978．17：105.
8) Schiffman SS, Gatlin CA. Clinical physiology of taste and smell. Annu

Rev Nutr. 1993; 13: 405-6.

9) 愛場庸雅. においの臨床 特殊な嗅覚障害 薬物による嗅覚障害. JOHNS. 2000; 16: 761-6.

10) 中村英生, 藤原　満, 中野雄一. テガフール長期投与による嗅上皮障害の研究. 耳鼻臨床. 1993; 86: 1335-9.

11) 愛場庸雅, 富山健太, 中井義明, 他. 薬剤性嗅覚障害—当科における現況—. 味と匂. 1995; 2: S149-152.

12) Frye RE, Schmartz BS, Doty RL, et al. Dose-related effects of cigarette smoking on olfactory function. JAMA. 1990; 263: 1223-36.

13) 藤井恵美. 外傷性嗅覚障害. 耳鼻咽喉科診療プラクティス. 2003; 12: 70-2.

14) Doty RL, Shaman P, Applebaum SL, et al. Smell identification ability: changes with age. Science. 1984; 39: 1441-3.

15) Waldton S. Clinical observations of impaired cranial nerve function in senile dementia. Acta Psychiat Scand. 1974; 50: 539-47.

16) Rezek DL. Olfactory deficits as a neurologic sign in dementia of the Alzheimer type. Arch Neurol. 1987; 44: 1030-2.

17) 松嶋永治. アルツハイマー型痴呆における嗅覚機能障害の検討. 米子医誌. 1991; 42: 120-7.

18) Ohm TG, Braak H, et al. Olfactory bulb changes in Alzheimer's disease. Acta Neuropathol (Berl). 1987; 73: 365-9.

19) Doty RL, Deems DA, Stellar S, et al. Olfactory dysfunction in Parkinsonism: a general deficit unrelated to neurologic signs, disease stage, or disease duration. Neurology. 1988; 38: 1237-44.

20) Ward CD, Hess WA, Caline DB. Olfactory impairment in Parkinson's disease. Neurology. 1983; 33: 943-6.

21) Quinn NP, Rossor MN, Marsden CD, et al. Olfactory threshold in Parkinson's disease. J Neurol Neurosurg Psychiatry. 1987; 50: 88-9.

22) Jesberger JA, Richardson JS. Brain output dysregulation induced by olfactory bulbectomy: an approximation in the rat of major depressive disorder in humans? Int J Neurosci. 1988; 38: 241-65.

23) Deems DA, Doty RL, Settle RG, et al. Smell and taste disorders, a study of 750 patients from the University of Pennsylvania Smell and Taste Center. Arch Otolaryngol-Head Neck Surg. 1991; 117: 519-28.

<井手友美>

JCOPY 498-06282

口内炎が治りません

12

> **Point**
>
> 🦻 普通の口内炎は，1〜2 週間の経過で自然消退する.
> 🦻 口内炎を合併した全身疾患を見逃さないためのポイントを整理する.

　口内炎は思春期から壮年期に認められる疾患です．ありふれた疾患で多くの方が罹患したことがあると思いますが，長引く場合や疼痛がひどい場合に患者さんは救急外来や内科外来や耳鼻科・歯科などに受診されます．口内炎は一般的には周囲は赤く中心部は黄色の 3〜5 mm 程の大きさで，頬や口唇粘膜に生じることが多いです．そのほかにも歯肉や舌，軟口蓋，前咽頭などの粘膜に認めることもあり痛みを伴い，一般的に 7〜14 日以内に自然消退します．口内炎は大きくわけて単純性アフタ，複雑性アフタ，潰瘍型に分けられます．

- **単純性アフタ**

　口腔内粘膜に限局し，1 カ所から数カ所に及びます．大きさは 3〜5 mm ほどで 14 日以内に改善します．

- **複雑性アフタ**

　口腔内または陰部の粘膜に認めます．単純性アフタと比較して多くの場所にでき，大きさは 1 cm 以上に及ぶものもあります．消退するまでに 4〜6 週間ほど要します．

- **潰瘍型**

　単純性アフタ，複雑性アフタの両者において認めることがあります．

口内炎をみた際には自然治癒する口内炎なのか，口腔癌なのか，全身疾患の表現型かを判断する必要があります．

鑑別診断

口内炎の診断は口腔内所見および経過から臨床的に判断しますが，時に生検が必要となります．口腔癌の場合，口内炎は1カ所のみで日〜週単位で増大傾向を認め，このような場合には生検が必要になります．また罹患期間が長い場合や全身疾患を疑う徴候があれば潰瘍病変の薄片生検や採血などの追加検査を行います．

口内炎は全身疾患の一兆候であることがあり，口内炎をみたときには，頭皮や爪，陰部などの観察も行い，全身疾患が隠れていないかを診察することが大切です．口内炎を伴う全身疾患，鑑別疾患としては下記のようなものがあります．

鑑別疾患

▶膠原病/自己免疫性疾患

●ベーチェット病 図1, 図2

眼病変，口腔粘膜病変，皮膚症状，外陰部潰瘍などの主症状と，関節炎，副睾丸炎，消化管症状，神経症状，血管病変などの副症状の組み合わせで診断します[1]．

ベーチェット病のほぼ全ての患者において複雑性アフタを認めるが，喫煙者には認めにくいという報告もあります[2]．複雑性アフタを認める患者64人のうち10%がベーチェット病と診断されたという研究もあり，再発性の複雑性アフタを認めた場合は，本疾患を示唆するその他の身体所見がないかどうか確認することが大切です[3]．

●Mouth and Genital Ulcer Inflamed Cartilage（MAGIC 症候群）

再発性多発軟骨炎にベーチェット病を合併したもの．再発性複雑性アフタや眼症状，関節症状などベーチェット病でも認められる症状所見を伴うため，誤診されることがあります．再発，寛解を繰り返し，耳介の発赤腫脹などの特徴的な所見を認めます[4,5]．

JCOPY 498-06282

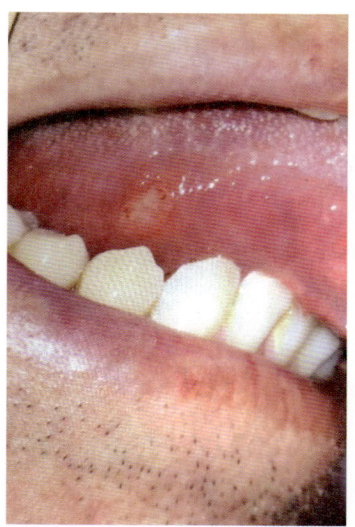

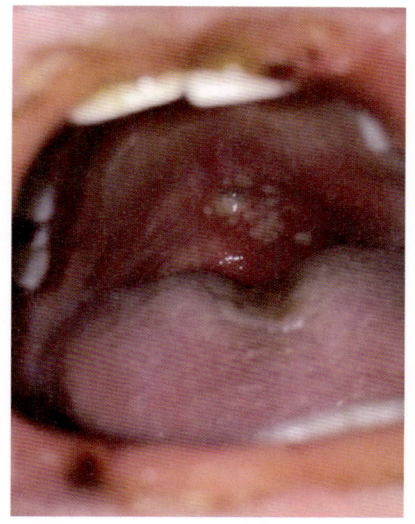

図1 ベーチェット病患者の複雑性アフタ
（北播磨総合医療センターリウマチ・膠原病内科　三崎健太先生より提供）

図2 ベーチェット病患者の複雑性アフタ
（兵庫県立尼崎総合医療センター　感染症内科　松尾裕央先生より提供）

● 全身性エリテマトーデス（SLE）　図3

　SLE 患者のうち 12～45％に粘膜病変を認めます．SLE 患者に認める口内炎に特徴的なのは，痛みを伴わないという点です．また，軟口蓋や頬の粘膜のみならず，硬口蓋にも病変を認めます．口内炎が SLE の初発症状であることもあり痛みを伴わない口内炎を認めた際には本疾患を鑑別にあげる必要があります[6]．

● Periodic fever, aphthous stomatitis, pharyngitis（PFAPA）syndrome

　非遺伝性の自己免疫疾患で，原因は不明．5 歳以下の小児に多く，アフタ性口内炎，頸部リンパ節炎，咽頭炎のいずれかの症状を伴った周期性発熱を認めます．

● Hyperimmunoglobulin D syndrome

　リンパ節腫脹，腹痛，血清 IgD 上昇を認める自己免疫疾患．本疾患の半数に口内炎や陰部潰瘍を認めます．

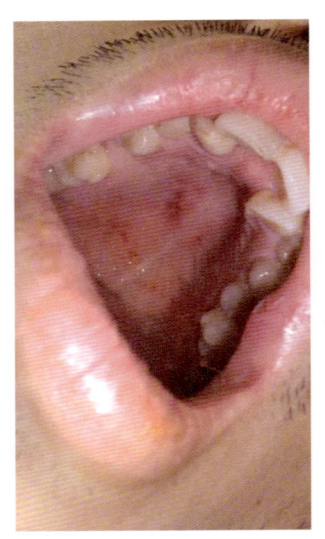

図3 SLE患者の口腔内アフタ
（北播磨総合医療センターリウマチ・膠原病内科　三崎健太先生より提供）

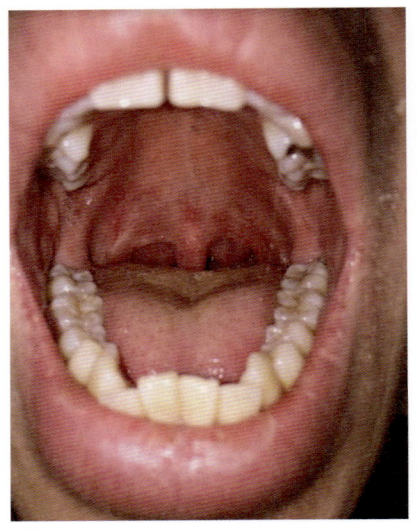

図4 急性HIV感染症患者の口腔内アフタ
（兵庫県立尼崎総合医療センター　感染症内科　松尾裕央先生より提供）

▶消化器系疾患

● 炎症性腸疾患

　口内炎と炎症性腸疾患の関連は報告されており，特にクローン病では線状に並ぶ口内炎が特徴的です．消化器症状の有無を確認することが大切です[6]．

● セリアック病

　グルテンに対する免疫反応を起こす自己免疫疾患で，口内炎の合併が報告されています．グルテンを含む食事摂取に伴う消化器症状の有無を問診することが診断につながります．

▶感染症

● HIV 感染症 図4

　HIV-1 感染症の初期症状として複雑性アフタを認めます．浅くて鋭い境界明瞭な潰瘍を口腔粘膜に認める他，外陰部や食道にも認めることがあります．これらの病変は梅毒や軟性下疳，ヘルペスウイルス感染症などの性

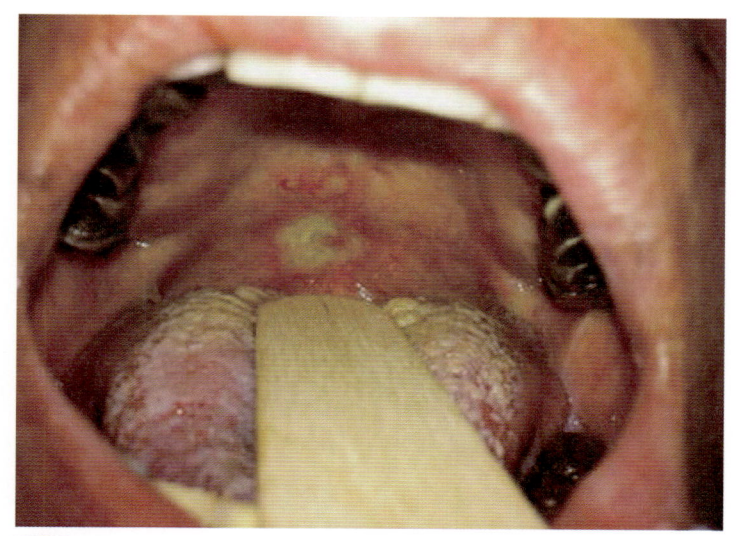

図5 サイトメガロウイルス感染症患者の口腔内アフタ
（兵庫県立尼崎総合医療センター 感染症内科 松尾裕央先生より提供）

感染症の存在を示唆するものです.

● HHV 感染症 図5

　初期のヘルペス口内炎は口腔内に広範囲に広がります. 再発性ヘルペス口内炎は口唇粘膜に留まることがほとんどですが, 時に口腔内の咀嚼粘膜や歯肉, 硬口蓋へ広がります. このような場合は, 免疫抑制状態となる疾患の有無を確認する必要があります.

▶皮膚疾患

- ● Stevens-Johnson 症候群
- ● 天疱瘡
- ● 扁平苔癬
- ● リニア型 IgA 水疱性皮膚疾患

▶その他

● 薬剤性：メトトレキセート，抗癌剤，ニコランジル

　メトトレキセートは葉酸代謝酵素であるジヒドロ葉酸レダクターゼの働きを阻害するため, DNA 合成が行えず, さまざまな細胞増殖が阻害されま

す．粘膜細胞が障害された場合は口内炎や消化器症状を認め，血液細胞が障害された場合は血球減少を認めます．

　夏季や食事摂取不良の病歴のある患者さんでは薬剤の血中濃度が上昇し，上記作用が強く出る可能性があるため，口内炎の有無を確認することが大切です．口内炎を認めた際は血球減少の有無を確認する必要があります．

● **栄養失調；ビタミン B$_{12}$，鉄，葉酸**[7]

Reference

1) Tom S. Kelley and Firestein's Textbook of Rheumatology, 2-volume Set, 10th Edition. J Rheumatol. 2017; 44: 964.
2) Soy M, Erken E, Konca K, et al. Smoking and Behçet's disease. Clin Rheumatol. 2000; 19: 508-9.
3) Alpsoy E. Behçet's disease: A comprehensive review with a focus on epidemiology, etiology and clinical features, and management of mucocutaneous lesions. J Dermatol. 2016; 43: 620-32.
4) Chopra R, Chaudhary N, Kay J. et al. Relapsing polychondritis. Rheum Dis Clin North Am. 2013; 39: 263-76.
5) Hidalgo-Tenorio C, Sabio-Sánchez JM, Linares PJ, et al. Magic syndrome and true aortic aneurysm. Clin Rheumatol. 2008; 27: 115-7.
6) Egeberg A, Weinstock LB, Thyssen EP, et al. Rosacea and gastrointestinal disorders: a population-based cohort study. Br J Dermatol. 2017; 176: 100-6.
7) Edgar NR, Saleh D, Miller RA. Recurrent aphthous stomatitis: a review. J Clin Aesthet Dermatol. 2017; 10: 26-36.

<堀内日佐世>

喉に何かあります（咽頭異常感の診かた）

13

Point

- 咽喉頭異常感症に隠れている中咽頭，下咽頭癌を見逃さない．
- 患者のゴール（受診理由）をはっきりさせる．
- 原因疾患は多岐にわたるが，胃酸の逆流の関与，アレルギー性疾患の関与が比較的多い．

　慢性的に続く「喉に何かある」「喉が詰まった感じ」といった口腔〜咽頭の異常感を訴えて診療所を受診する方は多いと思います．加齢性変化に伴うものや原因がみつからないケースが多く，「原因はわからない」「気のせい」といった患者説明になることもあり，患者が複数の病院を受診することもあります．

　咽喉頭異常感の診療でのポイントは，まずは見逃してはならない疾患を除外すること，その次には患者の受診の理由が何かはっきりさせることです．テレビで有名人が喉頭癌や咽頭癌になったという報道をうけてそういった疾患を除外したい（喉頭ファイバー・上部消化管内視鏡検査をうけたい）と病院を受診する方もいれば，患者によってはひとまず病院を受診して話をきいて安心したいという方もいます．咽頭異常感のうち一定数には加齢性変化に伴う感覚の変化，唾液の変化に伴う症状の方もおり，そういう方には「加齢に伴うものかもしれませんね」と話すと納得されて症状を気にされない方もいます．

見逃してはならない疾患

　咽喉頭異常感のうちもっとも見逃せない疾患として悪性腫瘍があります

が，咽喉頭異常感の2〜4%に腫瘍性病変を認めるという報告もあります[1,2]．基幹病院の耳鼻咽喉科での診療実感としてはそれほど矛盾は感じない数字ですが，耳鼻科以外の診療所で咽喉頭異常感と接するのであればもう少し少ない頻度になるかもしれません．腫瘍のうち多いのは中咽頭癌，その次に喉頭癌，上咽頭癌の順に多いとされます．

腫瘍性病変の診断となると喉頭ファイバーや上部消化管内視鏡，CTなどの検査が必要になりますが，咽喉頭異常感の患者が来院された場合に全員にそれらの検査を行うというのは現実的ではありません．実際の診療だと症状の期間をきいて，日単位の症状であればまずは1〜2週様子見，年単位の症状であれば悪性腫瘍の頻度は低いと思われます．逆に数週〜月単位の症状であれば問診で詳しく話しをきき，検査を追加する（耳鼻科へ紹介する）または検査しないのであれば数週単位で症状が変化しないか外来フォローするようにしています．

悪性腫瘍を疑う症状としては，「喉に何かある」だけでなく食事が飲みにくくなり食事摂取時間が延長している，進行する嗄声や体重減少があれば喉頭ファイバーなど検査を行います．もちろん身体所見で咽喉頭の粘膜病変や頸部リンパ節腫大などがあれば悪性腫瘍を疑い耳鼻咽喉科に紹介ください．また悪性腫瘍を問診で除外するのは難しいため，患者の心配が強い場合などには耳鼻科に紹介頂くのがよいと思います．

器質的疾患がなさそうな時

見逃してはならない疾患がひとまずなさそうだと思ったら，そこから診断および治療となります．咽喉頭異常感をきたすような疾患としてはさまざまなものがありますが，局所的なものが8割程度，全身疾患に伴うものが1割，精神的なものが数%ともいわれます　表1 [3]．

診断にあたっては取れる所見に限りがあり問診の中でとっかかりを探っていくことがポイントです．胸やけはないか，後鼻漏，鼻汁，アレルギー性鼻炎の既往，それから喫煙飲酒などの頭頸部癌リスク因子，夜間食事や症状の変化などからとりあえず可能性が高い疾患を想定し，診断的治療を行っていきます．

JCOPY 498-06282

表1 咽喉頭異常感症の原因

1. **局所的疾患**
    - （ア）鼻副鼻腔疾患（アレルギー性鼻炎，慢性副鼻腔炎）
    - （イ）咽喉頭疾患（喉頭アレルギー，扁桃肥大）
    - （ウ）腫瘤性疾患（副咽頭間隙，喉頭蓋嚢胞，甲状舌管嚢胞）
    - （エ）甲状腺疾患（甲状腺腫瘍）
    - （オ）筋骨格異常（頸椎異常［プランマー病など］，過長茎状突起）
    - （カ）食道縦隔疾患（胃食道逆流症，食道憩室，アカラシア）
2. **全身的**
    - （ア）神経筋疾患
    - （イ）薬剤性
3. **精神的**
    - （ア）心身症，神経症，気分障害，不安障害，身体症が胃性障害など

▶胃食道逆流症（gastroesophageal reflux disease: GERD）や咽喉頭逆流症（laryngopharyngeal reflux disease: LPRD）

　咽喉頭異常感のうち数割を占めるという報告もあり，咽喉頭異常感の中に隠れる疾患の中ではメジャーなものになります．胸やけなどの症状を伴うこともありますが，LPRDだと咽喉頭異常感のみの場合もあります．症状の出方として起床時がひどかったり，水分摂取で症状が緩和したりする際に疑います．喉頭アレルギーとあわせて咽喉頭異常感の半数以上を占めるともいわれるため，ひとまず診断的治療としてPPIを4～8週投与して効果をみます．

▶喉頭アレルギー

　胃食道逆流症についで咽喉頭異常感で多く，約10％を占めるという報告もあります．咽頭の瘙痒感やいがいが，ちくちくするような感じの方のうち，一定数に存在するといわれます．8週以上続く症状で抗ヒスタミン薬で症状が軽快するのが特徴です．

▶アレルギー性鼻炎・副鼻腔炎

　鼻症状があり咽頭後壁もしくは鼻咽腔に後鼻漏が確認できる，もしくは後鼻漏感がある場合に考えます．水性鼻汁であればアレルギー性鼻炎（高齢者の場合は加齢性変化の場合あり），膿性鼻汁や異臭を伴う場合には慢性副鼻腔炎を考えます．アレルギー性鼻炎であれば抗ヒスタミン薬や点鼻

ステロイド，副鼻腔炎は原因に準じて治療を行います．

▶加齢性変化・口腔乾燥

　高齢者の咽喉頭異常感では加齢に伴う咽頭の知覚変化や口腔乾燥に伴う場合があります．放射線治療後の唾液分泌障害やシェーグレン症候群であれば人工唾液（サラジェン®，サリベート®）などがあります．そういった背景疾患がない場合は保険適用のものはないですが，ドラッグストアにいくとオーラルケア用品が豊富にあります．液体のものからジェル状のものまであり，高齢者では希望があれば一度試してもらっています．

▶性感染症

　クラミジアや梅毒などの性感染症のうちオーラルセックスで罹患し咽頭違和感を訴える場合もあります．病歴で疑わしければ咽頭ぬぐい液など検査を追加します．

▶漢方薬による治療

　他の疾患が除外された場合の咽喉頭異常感に半夏厚朴湯や柴朴湯を使用する場合があります．半夏厚朴湯は添付文書上も「気分がふさいで，咽喉，食道部に異物感があり，ときに動悸，めまい，嘔気などを伴う次の諸症：不安神経症，神経性胃炎，つわり，せき，しわがれ声，神経性食道狭窄症，不眠症」とあり，咽頭異常感の場合に数週間投与しています．

忘れてはならない点

　また咽喉頭異常感の診察のポイントは
・複数の背景疾患が重複している場合がある
・器質的疾患（悪性腫瘍など）が存在していても症状の原因とならない
　場合がある
という点もあります．例えばPPIや抗ヒスタミン薬で症状緩和が得られた場合，GERD/LPRDや喉頭アレルギー症が原因と考えられますが，腫瘍性疾患が並存している場合もあります．PPIや抗ヒスタミン薬で症状緩和した患者が，進行する嚥下障害や嗄声などを訴えた場合には，安易にPPIや抗ヒスタミン薬が効果があったから別の疾患はないだろうと考えるので

JCOPY 498-06282

はなく，腫瘍性病変が実は並存していたという可能性も頭の片隅にはおいておいたほうがよいと思います．実際にはほとんどありませんけども．

Reference

1) 愛甲　健，折舘伸彦．咽喉頭異常感症のエビデンスに基づいた治療法は？　In: 池田勝彦，編．EBM 耳鼻咽喉科・頭頚部外科の治療 2015-2016．東京：中外医学社；2016．
2) Pollack A, Charles J, Harrison C, et al. Diagnostic challenges-Globus hystericus. Aust Fam Physician. 2013: 42: 683.
3) 岸本　曜．咽喉頭異常感（球感覚を含む）．Medicina. 2017: 54: 848-51.

<藤原崇志＞

味覚異常

14

Point

- 🦻 味覚障害のうち特発性，薬剤性，心因性，亜鉛欠乏が大半を占める．
- 🦻 味覚障害は食生活の変化，既往，味覚障害がどのような症状かなどの問診が有用．
- 🦻 亜鉛補充が特発性，亜鉛欠乏に伴う味覚障害として使用されるが味覚機能向上は6割程度（プラセボで4割）．
- 🦻 片側性の味覚障害であれば耳科疾患も鑑別にあげる．

　「変な味がする」「味がよくわからなくなった」という訴えは時に外来で遭遇します．いわゆる味覚障害としてひとくくりにされがちですが，味覚障害も味覚消失や味覚減衰/低下以外にもあり，患者さんの話を聞いてみると下記のようなものに分けられます．

- ・解離性味覚障害（甘味のみ，塩味のみなど特定の味質だけわからない）
- ・錯味症（酸っぱいを塩辛いと間違える）
- ・自発性異味症（口に何もないのにいつも特定の味がする）
- ・悪味症（何を食べても嫌な味に感じる）
- ・味覚減衰（味を感じなくなる）

　自発性異味症は薬剤性が多かったり，異味症となり氷を大量に摂取したり土をかじったりするのには鉄欠乏性貧血に多いなど，症状によって多少原因が変わってきますので，まずは味覚がおかしいという方がきた場合にはどのような違いなのか問診をしてみてください．

人はどうやって味を感じているのですか？

　人は舌表面の味蕾で味覚の成分を感知すると神経を通じて中枢に情報を伝達します．嗅覚に比べると味覚に携わる神経は豊富で，舌前方 2/3 は鼓索神経（顔面神経の分枝），舌後方 1/3 は舌咽神経，軟口蓋は大錐体神経（顔面神経の分枝）が関係しています．これらの味覚の情報は神経を通じて延髄孤束核に伝達され中枢へと伝達されます．

　診断をすすめるときには解剖学的な視点からも推測が可能です．例えばシェーグレン症候群や加齢性変化では口腔内の唾液が減少し，味蕾が機能することができず舌全体に味覚障害が生じます．全身性の疾患や亜鉛欠乏，鉄欠乏でも特定の舌の部位に味覚障害を呈するというのはまれです．逆にまれですが神経が障害されるような場合，例えば真珠腫性中耳炎の鼓索神経障害，聴神経腫瘍や脳腫瘍の場合には片側性に味覚異常が生じることになります．

味覚障害の鑑別はどのようなものがあるのですか？診断の進め方は？

　味覚障害の原因としては特発性（20～30%），薬剤性（10～20%），心因性（5～20%），亜鉛欠乏（10～20%）などがあげられます．そのほかに感冒（多くは一過性）に伴うもの，全身疾患に伴うもの，鉄欠乏性，中枢性，外傷性などが原因としてあげられます．全身性では貧血や胃腸障害（亜鉛など微小元素の吸収障害），肝疾患（微量元素の分布・代謝異常），腎疾患（栄養素とそれを輸送する蛋白質の漏出），甲状腺疾患，ごくまれなものとして蛋白漏出性胃腸症（Cronkhite-Canada 症候群など）があります[1]．

▶問診・視診

　味覚障害の鑑別としては味覚障害がどのような障害なのか（味覚減衰なのかそれ以外なのか）聞くとともに，最近の食生活の変化（引越し，家庭で料理を作っている方）や神経疾患を疑うような随伴症上がないかを確認します．また既往歴としてビタミン B_{12} 吸収障害になりそうな消化管手術や，また口腔内の乾燥や舌炎がないか観察します．舌の状態ではビタミン B_{12} 欠乏や鉄欠乏貧血などによる味覚異常でみられる赤みをおびた舌がな

いか，また口腔内カンジダなどがないか確認します．

▶併用薬剤の確認

　味覚障害の中でも薬剤性は最も多い要因の一つです[2]．一般的には服薬開始してから2〜6週間に生じることが多く，亜鉛キレート作用のあるものが生じやすいといわれ，降圧薬，消炎鎮痛剤，脂質代謝異常症，抗うつ薬，抗癌剤などで生じます．休薬して味覚障害が改善すれば薬剤の関与を考えますが，すぐに症状緩和するケースから数カ月たってよくなるケースもあります．

▶血液検査

　肝酵素や腎機能，貧血の評価など一般採血を行い，また全身疾患（甲状腺機能，糖尿病）が疑われればそれらに関する項目を追加検査します．ビタミンB_{12}欠乏が疑われる場合，化学療法で葉酸欠乏が疑われる場合にはこれらの採血も追加しています．

▶微量元素（亜鉛，鉄，銅）測定（血液検査）

　既往や薬剤性などで原因がわからなければ亜鉛含む微量元素の測定を行います．主に亜鉛が行われていると思いますが，日中変動もあり，亜鉛欠乏症の診療指針では可能であれば早朝空腹時の測定が望ましいとされ，血清亜鉛 $60\,\mu g/dL$ 未満を欠乏症，$60〜80\,\mu g/dL$ を潜在性欠乏としています[3]．

診断・治療の進め方は？

　実際のところは薬剤性，心因性，亜鉛欠乏，感冒後が大半であり，まずは抑うつ状態や神経変性疾患を疑うような随伴症状はないか，食生活の変化などがないか確認しています．また既往歴を確認し，薬剤性，心因性，亜鉛欠乏以外の疾患がないか除外診断を行い，原因疾患がはっきりすれば（薬剤性やビタミンB_{12}欠乏など），それに準じた治療を行います．

　ここまで解決できればよいですが，実際に原因が特定でき治療ができる患者さんというのはそれほど多くありません．次にすすめるのが薬剤性を考えつつ，亜鉛を含む微量元素が体内に足りているか確認しつつ，治療と

して口腔ケア（保湿・清掃）と亜鉛補充を行います.

　味覚異常に対する亜鉛補充としてはいくつか選択肢があります[4,5]. 消化性潰瘍剤として保険収載されているプロマック® は日本で RCT が行われたこともあり[6,7]，患者さんに適応病名があれば味覚障害に対する効果も期待してほかの消化性潰瘍剤ではなくプロマックが使用されると思います. その他に「亜鉛欠乏症の診療指針」では亜鉛含有量の多い食品が提示されています 表1 [3]. 酢酸亜鉛製剤は腎障害に伴う亜鉛欠乏・味覚障害に対して 1980 年代に約 20〜30 名を対象とした RCT が行われていましたが，2017 年に低亜鉛血症に対して酢酸亜鉛製剤であるノベルジン® が保険適応になっています[5]. このようにさまざまな薬がありますが，どの薬剤が特段すぐれているという報告もはっきりないこともあり，プロマック，食品，ノベルジン，それにサプリメントのうち患者さんに使用できるものを使用しています.

表1 亜鉛含有量の多い食品

食品名	亜鉛含有量 (mg/100 g)	大人1食分のおおよその量	
		単位（重量）	亜鉛含有量 (mg)
牡蠣	13.2	5 粒 (60 g)	7.9
豚レバー	6.9	1 食分 (70 g)	4.8
牛肩ロース（赤肉, 生）	5.6	1 食分 (70 g)	3.9
牛肩肉（赤肉, 生）	5.7	1 食分 (70 g)	4.0
牛もも肉（生）	4.0	1 食分 (70 g)	2.8
牛レバー	3.8	1 食分 (70 g)	2.7
鶏レバー	3.3	1 食分 (70 g)	2.3
牛ばら肉	3.0	1 食分 (70 g)	2.1
ほたて貝（生）	2.7	3 個 (60 g)	1.6
めし（玄米）	0.8	茶碗 1 杯 (150 g)	1.2
うなぎ	1.4	1/2 尾 (80 g)	1.1
めし（精白米）	0.6	茶碗 1 杯 (150 g)	0.9
豆腐（木綿）	0.6	半丁 (150 g)	0.9
たらこ	3.1	1/2 腹 (25 g)	0.8
カシューナッツ（フライ）	5.4	10 粒 (15 g)	0.8
納豆（糸引き）	1.9	1 パック (40 g)	0.8
煮干し	7.2	5 尾 (10 g)	0.7
アーモンド（フライ）	4.4	10 粒 (15 g)	0.7
卵黄	4.2	1 個 (16 g)	0.7
そば（ゆで）	0.4	ざるそば 1 枚 (180 g)	0.7
プロセスチーズ	3.2	1 切れ (20 g)	0.6

（日本臨床栄養学会，編. 亜鉛欠乏症の診療指針 2016[3]）

表2 添付文書に味覚障害・味覚異常記載がある薬剤[5]

薬効分類	一般名
催眠鎮静剤・抗不安剤	
入眠剤	ゾルピデム酒石酸塩
チエノトリアゾロジアゼピン系睡眠導入剤	ブロチゾラム
抗てんかん剤	
向精神作用性てんかん・躁状態治療剤	カルバマゼピン
抗てんかん剤レボドパ賦活型パーキンソン病治療薬	ゾニサミド
抗てんかん剤	トピラマート
解熱鎮痛消炎剤	
疾患修飾性抗リウマチ薬（DMARD）	アクタリット
フェニルプロピオン酸系解熱消炎鎮痛剤	イブプロフェン
インドール酢酸系消炎鎮痛剤	インドメタシン ファルネシル，エトドラク，プログルメタシンマレイン酸塩
フェニル酢酸系消炎鎮痛剤	ジクロフェナクナトリウム
非ステロイド性消炎鎮痛剤	スリンダク，セレコキシブ，メロキシカム
チオフェン酢酸系消炎鎮痛剤	チアプロフェン酸
イソキサゾール系消炎鎮痛剤	モフェゾラク
抗パーキンソン剤	
末梢COMT阻害剤	エンタカポン
抗パーキンソン剤	セレギリン塩酸塩，ペルゴリドメシル酸塩，レボドパ
パーキンソニズム治療剤	レボドパ・カルビドパ水和物
精神神経用剤	
三環系抗うつ剤	アミトリプチリン塩酸塩，アモキサピン
抗うつ剤・遺尿症治療剤	イミプラミン塩酸塩
うつ病・遺尿症治療剤	クロミプラミン塩酸塩
チエピン系統合失調症治療剤	ゾテピン
トリアゾロピリジン系抗うつ剤	トラゾドン塩酸塩
抗うつ剤	トリミプラミンマレイン酸塩
三環系情動調整剤	ノルトリプチリン塩酸塩
選択的セロトニン再取り込み阻害剤（SSRI）	フルボキサミンマレイン酸塩，塩酸セルトラリン
四環系抗うつ剤	マプロチリン塩酸塩
セロトニン・ノルアドレナリン再取り込み阻害剤（SNRI）	ミルナシプラン塩酸塩，デュロキセチン塩酸塩
その他の中枢神経系用剤	
末梢性神経障害性疼痛治療剤	プレガバリン
筋萎縮性側索硬化症用剤	リルゾール

JCOPY 498-06282

薬効分類	一般名
骨格筋弛緩剤	
末梢性筋弛緩・悪性症候群治療剤	ダントロレンナトリウム水和物
鎮けい剤	
抗痙縮 GABA 誘導体	バクロフェン
眼科用剤	
緑内障治療剤，口腔乾燥症状改善剤	ピロカルピン塩酸塩
耳鼻科用剤	
イミダゾリン系血管収縮剤	トラマゾリン塩酸塩
不整脈用剤	
不整脈治療剤	アミオダロン塩酸塩，フレカイニド酢酸塩
短時間作用型 β_1 遮断剤	エスモロール塩酸塩
不整脈治療・糖尿病性神経障害治療剤	メキシレチン塩酸塩
利尿剤	
炭酸脱水酵素抑制剤	アセタゾラミド
ループ利尿剤	フロセミド
血圧降下剤	
ジヒドロピリジン系 Ca 拮抗剤	アムロジピンベシル酸塩
ACE 阻害剤	アラセプリル，イミダプリル塩酸塩，エナラプリルマレイン酸塩，キナプリル塩酸塩，シラザプリル水和物，テモカプリル塩酸塩，デラプリル塩酸塩，ベナゼプリル塩酸塩，ペリンドプリルエルブミン，リシノプリル水和
長時間作用型アンジオテンシン-II 受容体拮抗剤	イルベサルタン
β 遮断剤	カルテオロール塩酸塩，ニプラジロール
アンジオテンシン-II 受容体拮抗剤	カンデサルタン シレキセチル
持続性アンジオテンシン II 受容体拮抗薬持続性 Ca 拮抗薬配合剤	カンデサルタン シレキセチル・アムロジピンベシル酸塩
持続性アンジオテンシン II 受容体拮抗薬利尿薬配合剤	カンデサルタン シレキセチル・ヒドロクロロチアジド
ジヒドロピリジン系 Ca 拮抗剤	シルニジピン
血管拡張性 β_1 遮断薬	セリプロロール塩酸塩
胆汁排泄型持続性 AT_1 受容体ブロッカー持続性 Ca 拮抗薬合剤	テルミサルタン・アムロジピンベシル酸塩
選択的 AT_1 受容体遮断剤	バルサルタン
選択的 AT_1 受容体ブロッカー持続性 Ca 拮抗薬合剤	バルサルタン・アムロジピンベシル酸塩
選択的 AT_1 受容体ブロッカー利尿薬合剤	バルサルタン・ヒドロクロロチアジド
ジヒドロピリジン系 Ca 拮抗剤	マニジピン塩酸塩
β_1 遮断剤	メトプロロール酒石酸塩

薬効分類	一般名
アンジオテンシン-II受容体拮抗剤	ロサルタンカリウム
持続性 ARB 利尿薬合剤	ロサルタンカリウム・ヒドロクロロチアジド
血管収縮剤	
5-HT1B1D 受容体作動型片頭痛治療剤	リザトリプタン安息香酸塩
血管拡張剤	
循環機能改善剤	トラピジル
高脂血症用剤	
HMG-CoA 還元酵素阻害剤	アトルバスタチンカルシウム水和物，シンバスタチン，ピタバスタチンカルシウム，プラバスタチンナトリウム，フルバスタチンナトリウム
高脂血症治療剤	フェノフィブラート，ベザフィブラート
その他の循環器用剤	
持続性 Ca 拮抗薬 HMG-CoA 還元酵素阻害剤	アムロジピンベシル酸塩・アトルバスタチンカルシウム水和物
ホスホジエステラーゼ阻害剤（気管支喘息・脳血管障害改善・アレルギー性結膜炎治療剤）	イブジラスト
去たん剤	
気道分泌細胞正常化剤	フドステイン
その他の呼吸器官用剤	
長時間作動型気管支拡張 β2 刺激剤吸入ステロイド配合剤	サルメテロールキシナホ酸塩・フルチカゾンプロピオン酸エステル
吸入ステロイド剤	シクレソニド
副腎皮質ホルモン	フルチカゾンプロピオン酸エステル
消化性潰瘍用剤	
プロトンポンプインヒビター	オメプラゾール，ラベプラゾールナトリウム，ランソプラゾール
H₂受容体拮抗剤	ファモチジン
胃炎・胃潰瘍治療剤	レバミピド
その他の消化器官用剤	
選択的 NK₁ 受容体拮抗型制吐剤	アプレピタント
抗ヒト TNFα モノクローナル抗体製剤	インフリキシマブ（遺伝子組換え）
口内用軟膏	クロルヘキシジン塩酸塩・ジフェンヒドラミン配合剤
口腔乾燥症状改善薬	セビメリン塩酸塩水和物
消化管運動促進剤	モサプリドクエン酸塩水和物
甲状腺・副甲状腺ホルモン剤	
抗甲状腺剤	チアマゾール，プロピルチオウラシル

JCOPY 498-06282

薬効分類	一般名
副腎ホルモン剤	
副腎皮質ホルモン	デキサメタゾン
副腎皮質ホルモン，眼科手術補助剤	トリアムシノロンアセトニド
その他のホルモン剤	
2型糖尿病治療剤	エキセナチド
エチステロン誘導体	ダナゾール
副腎皮質ホルモン合成阻害剤	ミトタン
LH-RH 誘導体	リュープロレリン酢酸塩
Gn-RH 誘導体・子宮内膜症治療剤	酢酸ナファレリン
その他の泌尿生殖器官および肛門用薬	
過活動膀胱治療剤	イミダフェナシン，コハク酸ソリフェナシン
ホスホジエステラーゼ 5 阻害薬	シルデナフィルクエン酸塩
α_1 遮断剤	タムスロシン塩酸塩
排尿障害改善剤	ナフトピジル
尿失禁・頻尿治療剤	プロピベリン塩酸塩
鎮痛・鎮痒・収斂・消炎剤（外用剤）	
副腎皮質ホルモン	ベクロメタゾンプロピオン酸エステル，モメタゾンフランカルボン酸エステル
ビタミン A および D 剤	
角化症治療芳香族テトラエン誘導体	エトレチナート
止血剤	
静脈瘤硬化剤	ポリドカノール
その他の血液・体液用剤	
5-HT$_2$ ブロッカー	サルポグレラート塩酸塩
抗血小板剤	シロスタゾール，チクロピジン塩酸塩，硫酸クロピドグレル
プロスタグランジン E1 誘導体	リマプロスト アルファデクス
肝臓疾患用剤	
代謝改善解毒剤・シスチン尿症治療剤	チオプロニン
解毒剤	
筋弛緩回復剤	スガマデクスナトリウム
抗葉酸代謝拮抗剤	ホリナートカルシウム
イホスファミド・シクロホスファミド泌尿器系障害発現抑制剤	メスナ
活性型葉酸製剤	レボホリナートカルシウム
習慣性中毒用剤	
酒量抑制剤	シアナミド

JCOPY 498-06282

薬効分類	一般名
痛風治療剤	
キサンチンオキシダーゼ阻害剤・高尿酸血症治療剤	アロプリノール
酵素製剤	
α-ガラクトシダーゼ酵素製剤	アガルシダーゼアルファ（遺伝子組換え）
糖尿病用剤	
α-グルコシダーゼ阻害剤	アカルボース
速効型食後血糖降下剤	ナテグリニド
チアゾリジン系薬ビグアナイド系薬配合剤 2型糖尿病治療剤	ピオグリタゾン塩酸塩・メトホルミン塩酸塩
α-グルコシダーゼ阻害・食後過血糖改善剤	ボグリボース
糖尿病食後過血糖改善剤	ミグリトール
ビグアナイド系血糖降下剤	メトホルミン塩酸塩
他に分類されない代謝性医薬品	
ヒト型抗ヒト TNFα モノクローナル抗体	アダリムマブ（遺伝子組換え）
T細胞選択的共刺激調節剤	アバタセプト（遺伝子組換え）
イソフラボン系骨粗鬆症治療剤	イプリフラボン
完全ヒト型可溶性 TNFαLTα レセプター製剤	エタネルセプト（遺伝子組換え）
二次性副甲状腺機能亢進症治療剤	シナカルセト塩酸塩
ビスホスホネート系骨吸収抑制剤	ゾレドロン酸水和物, リセドロン酸ナトリウム水和物
免疫抑制剤	タクロリムス水和物
抗線維化剤	ピルフェニドン
核酸合成阻害イミダゾール系免疫抑制剤	ミゾリビン
抗リウマチ剤	レフルノミド
腫瘍用薬	
前立腺癌治療剤	エストラムスチンリン酸エステルナトリウム水和物
ナイトロジェンマスタード系抗悪性腫瘍剤	シクロホスファミド水和物
抗悪性腫瘍剤	テモゾロミド，ベンダムスチン塩酸塩
アルキル化剤	ブスルファン
抗悪性腫瘍剤	カペシタビン，テガフール，テガフール・ウラシル，テガフール・ギメラシル・オテラシルカリウム，ネララビン，フルダラビンリン酸エステル
代謝拮抗性抗悪性腫瘍剤	ゲムシタビン塩酸塩
抗悪性腫瘍フルオロウラシルプロドラッグ	ドキシフルリジン
抗悪性腫瘍代謝拮抗剤	フルオロウラシル
代謝拮抗性抗悪性腫瘍剤	ペメトレキセドナトリウム水和物

JCOPY 498-06282

薬効分類	一般名
葉酸代謝拮抗剤・抗リウマチ剤	メトトレキサート
抗腫瘍性抗生物質	アムルビシン塩酸塩
抗腫瘍性抗生物質結合抗 CD33 モノクローナル抗体	ゲムツズマブオゾガマイシン（遺伝子組換え）
アントラサイクリン系抗悪性腫瘍剤	ドキソルビシン塩酸塩，塩酸ピラルビシン
抗悪性腫瘍剤	エトポシド，ビンクリスチン硫酸塩，ビンデシン硫酸塩
Ｉ型 DNA トポイソメラーゼ阻害型抗悪性腫瘍剤	イリノテカン塩酸塩水和物
タキソイド系抗悪性腫瘍剤	ドセタキセル水和物
抗悪性腫瘍剤	パクリタキセル
ビンカアルカロイド系抗悪性腫瘍剤	ビノレルビン酒石酸塩
抗悪性腫瘍 vinca アルカロイド	ビンブラスチン硫酸塩
抗悪性腫瘍剤	オキサリプラチン，ソブゾキサン，ボルテゾミブ
抗悪性腫瘍剤（チロシンキナーゼインヒビター）	イマチニブメシル酸塩
アロマターゼ阻害・閉経後乳癌治療剤	エキセメスタン，レトロゾール
免疫抑制剤抗悪性腫瘍剤（mTOR 阻害剤）	エベロリムス
抗悪性腫瘍・上皮増殖因子受容体 (EGFR) チロシンキナーゼ阻害剤	エルロチニブ塩酸塩
抗悪性腫瘍白金錯化合物	カルボプラチン
抗多発性骨髄腫剤	サリドマイド
抗悪性腫瘍白金錯化合物	シスプラチン
抗悪性腫瘍・キナーゼ阻害剤	スニチニブリンゴ酸塩，ソラフェニブトシル酸塩
抗悪性腫瘍剤（チロシンキナーゼインヒビター）	ダサチニブ水和物
抗悪性腫瘍剤（mTOR 阻害剤）	テムシロリムス
抗 HER2 ヒト化モノクローナル抗体抗悪性腫瘍剤	トラスツズマブ（遺伝子組換え）
抗悪性腫瘍白金錯化合物	ネダプラチン
抗悪性腫瘍剤・ヒト型抗EGFRモノクローナル抗体	パニツムマブ（遺伝子組換え）
非ステロイド性抗アンドロゲン剤	フルタミド
抗 VEGF ヒト化モノクローナル抗体抗悪性腫瘍剤	ベバシズマブ（遺伝子組換え）
アントラキノン系抗悪性腫瘍剤	ミトキサントロン塩酸塩
抗悪性腫瘍剤チロシンキナーゼ阻害剤	ラパチニブトシル酸塩水和物
抗造血器悪性腫瘍剤	レナリドミド水和物
三酸化ヒ素製剤	三酸化ヒ素

JCOPY 498-06282

薬効分類	一般名
放射性医薬品	
放射性医薬品・心疾患診断薬	15-(4-ヨードフェニル)-3 (R, S)-メチルペンタデカン酸（123I）注射液
抗ヒスタミン剤	
フェノチアジン系抗ヒスタミン剤	メキタジン
刺激療法剤	
RA 寛解導入剤	オーラノフィン
抗リウマチ剤	ブシラミン
リウマチ・ウイルソン病治療・金属解毒剤	ペニシラミン
その他のアレルギー用剤	
アレルギー性疾患治療剤	アゼラスチン塩酸塩，オロパタジン塩酸塩，ケトチフェンフマル酸塩，スプラタストトシル酸塩
トロンボキサン A_2 受容体拮抗剤	セラトロダスト
プロスタグランジン D_2・トロンボキサン A_2 受容体拮抗剤	ラマトロバン
ロイコトリエン受容体拮抗・気管支喘息治療剤	ザフィルルカスト
ロイコトリエン受容体拮抗剤	プランルカスト水和物
持続性選択 H_1 受容体拮抗・アレルギー疾患治療剤	ロラタジン
持続性選択 H_1 受容体拮抗・アレルギー性疾患治療剤	レボセチリジン塩酸塩
持続性選択 H_1 受容体拮抗剤	エバスチン，セチリジン塩酸塩
抗生物質製剤	
15 員環マクロライド系抗生物質	アジスロマイシン水和物
カルバペネム系抗生物質	注射用イミペネム・シラスタチンナトリウム
ケトライド系抗生物質	テリスロマイシン
セファロスポリン系抗生物質	セフタジジム水和物
セフェム系抗生物質	セフェピム塩酸塩水和物，セフォジジムナトリウム，セフピロム硫酸塩
テトラサイクリン系抗生物質	ミノサイクリン塩酸塩
プロトンポンプインヒビター・合成ペニシリン製剤・抗トリコモナス剤	ランソプラゾール・アモキシシリン水和物・メトロニダゾール
ヘリコバクター・ピロリ除菌用組み合わせ製剤	ランソプラゾール・アモキシシリン水和物・クラリスロマイシン
ポリエンマクロライド系真菌症治療剤	アムホテリシン B
マクロライド系抗生物質	クラリスロマイシン
抗酸菌症治療薬	リファブチン
合成ペニシリン製剤	アモキシシリン水和物
酸安定性マクロライド系抗生物質	ロキシスロマイシン

薬効分類	一般名
深在性真菌症治療剤	ボリコナゾール
サルファ剤・合成抗菌剤	
潰瘍性大腸炎治療・抗リウマチ剤	サラゾスルファピリジン
ハンセン病治療剤	クロファジミン
ニューキノロン系抗菌剤	オフロキサシン，シプロフロキサシン，トスフロキサシントシル酸塩水和物，メシル酸ガレノキサシン水和物，モキシフロキサシン塩酸塩，レボフロキサシン水和物
抗ウイルス剤	
抗ウイルス剤	アシクロビル，リバビリン
抗ウイルス化学療法剤（CCR5 阻害剤）	マラビロク
抗ウイルス化学療法剤	エトラビリン，エムトリシタビン・テノホビルジソプロキシルフマル酸塩，ネルフィナビルメシル酸塩，ロピナビル・リトナビル
抗ウイルス・HIV 逆転写酵素阻害剤	サニルブジン，ジダノシン，テノホビルジソプロキシルフマル酸塩
抗インフルエンザウイルス剤	ザナミビル水和物
HIV プロテアーゼ阻害剤	サキナビルメシル酸塩
その他の化学療法剤	
トリアゾール系抗真菌剤	イトラコナゾール
アリルアミン系抗真菌剤	テルビナフィン塩酸塩
フェネチルイミダゾール系抗真菌剤	ミコナゾール
血液製剤類	
遺伝子組換え血液凝固第IX因子製剤	ノナコグアルファ（遺伝子組換え）
遺伝子組換え型血液凝固第VIII因子	ルリオクトコグアルファ（遺伝子組換え）
その他の生物学的製剤	
天然型インターフェロン	インターフェロンアルファ（BALL-1）
天然型インターフェロン-α 製剤	インターフェロンアルファ（NAMALWA）
遺伝子組換え型インターフェロン	インターフェロンアルファ-2b（遺伝子組換え），インターフェロンアルファコン-1（遺伝子組換え）
天然型インターフェロン	インターフェロンベータ
ペグインターフェロンアルファ-2a 製剤	ペグインターフェロンアルファ-2a（遺伝子組換え）
ペグインターフェロンアルファ-2b 製剤	ペグインターフェロンアルファ-2b（遺伝子組換え）

ただ亜鉛補充剤も全ての患者さんの味覚障害をよくするというわけではありません．過去の報告をまとめたコクランレビューでも平均半年のフォローで味覚障害が改善した患者さんはプラセボで4割程度，亜鉛補充した患者さんでも6割程度であり，依然として十分解決できているわけではありません．

耳鼻科に紹介するタイミングは？

　味覚障害に関しては耳鼻科だからできる検査として味覚機能検査（ろ紙ディスク，電気味覚法）などがありますが，診断・治療に大きく寄与することはそれほど多くなく，内科で既に除外診断（全身性，亜鉛欠乏など）が行われたあとで「何か対処はないでしょうか？」と紹介され，外来で患者さんとどうしましょうかと悩んでいることが多いです．ただ味覚障害で片側性の場合では耳鼻科へ紹介いただき，また心因性などの要素が大きければ心療内科・精神科への紹介をお願いします．

Reference

1) 生井明浩．味覚障害「味がよくわかりません」「変な味がします」．Medicina. 2017: 54: 837-41.
2) 厚生労働省．重篤副作用疾患別対応マニュアル—薬物性味覚障害—. https://www.pmda.go.jp/files/000145452.pdf
3) 日本臨床栄養学会，編．亜鉛欠乏症の診療指針 2016. http://www.jscn.gr.jp/pdf/aen20170613.pdf
4) 池田　稔，編．味覚障害診療の手引き．東京：金原出版；2006.
5) Nagraj SK, Navesh S, Srinivas K, et al. Intervention for the management of taste disturbances. Cochrane Date Syst rev 2014, Issue 11. Art. No.: CD010470.
6) 池田　稔，黒野祐一，井之口昭，他．プラセボ対照無作為化試験による亜鉛欠乏性または特発性味覚障害219例に対するポラプレジンク投与の臨床的検討．日当鼻 2013; 116: 17-26.
7) Sakagami M, Ikeda M, Tomita H, et al. A zinc-containing compound, Polaprezinc, is effective for patients with taste disorders: randomized, double-blind, placebo-controlled, multi-center study. Acta Otolaryngol. 2009; 129: 1115-20.

<藤原崇志>

首が腫れてきました

15

Point

🦻 2週間以上続く頸部腫瘤では悪性腫瘍も念頭におき診療を行う.

🦻 2週以降も増大する，可動性が低い，神経麻痺（顔面神経麻痺，嗄声）を伴う場合は悪性腫瘍を疑う.

　頸部には唾液腺や神経，血管，筋肉などさまざまな臓器があり，それらが起源になってさまざまな腫瘤性疾患を生じます．救急を受診しないような亜急性〜慢性期の頸部腫瘤はさまざまな要因となるためどのように管理すべきか，いつ耳鼻咽喉科に紹介すべきか一概には言えませんが，米国耳鼻咽喉科学会は頸部腫瘤を伴う患者の診療ガイドラインを作成しています[1]．研修医などから自分が頸部腫瘤について相談をうけた場合，少し日本の現状にあわせて下記のようなアドバイスをします．

・感染症に罹患した経緯がない，2週間以上続く頸部腫瘤では腫瘍性（悪性腫瘍を含む）の可能性を認識する.

・以下の場合には悪性腫瘍を念頭になるべく早く耳鼻咽喉科の受診をすすめ，穿刺吸引細胞診FNAでの組織評価や，原発を探すための咽頭喉頭ファイバーなど行うようにする

　　　─可動性が低い腫瘤

　　　─2週以降も増大する頸部腫瘤

　　　─顔面神経麻痺を伴う耳下部腫瘤（耳下腺癌の顔面神経浸潤）

　　　─嗄声を伴う前頸部腫瘤（反回神経浸潤や迷走神経浸潤を伴う甲状腺癌や頭頸部癌の頸部リンパ節転移）

—1.5 cm 以上の腫瘤

・頸部腫瘤の検査では頸部外切開の生検ではなく穿刺吸引細胞診 FNA を検討する.

・年単位の頸部腫瘤で増大傾向がなければ急がないが耳鼻科への受診をすすめる.

　もちろんあくまでも一般論でしかなく，患者さんの既往や病歴，また耳鼻科に紹介せずに行うことのできる検査（採血やエコー）で悪性腫瘍の可能性が十分低ければ耳鼻咽喉科への紹介は必ずしも必要ありません．たとえば顎下腺唾石などでは病歴と画像診断が十分つきますし，また 20〜30 代女性で飲酒喫煙歴のない患者の頸部腫大であれば菊地病などの疾患を疑い経過観察をするといった選択肢ももちろん現実的と思います.

必ずしも耳鼻科への紹介を急がないもの

　耳鼻科への紹介が不要なものとしては診断がある程度可能な良性疾患になります．一番わかりやすいものとしては顎下腺唾石があげられます．食事の際に頸部腫大し，その後自然と縮小するのが特徴です．一度増大して自然に縮小するような疾患はほぼないために診断は容易だと思います．確定診断としては触診で口腔内から石が触れる，もしくは CT（もしくはエコー）での結石の確認になります．治療としては唾石を口腔内から触れるようであれば口腔内からの切開，深部で唾液腺組織内にあれば顎下腺摘出術になります．最近では内視鏡的に口腔内の唾液管から唾石を破砕・摘出するという方法もありますが，まだ一般的ではありません.

臓器別の管理

▶甲状腺腫

　甲状腺腫は成人の 1〜2％に認め，偶発的甲状腺腫の 5〜15％程度に甲状腺癌があるといわれています．甲状腺癌のうち国内で大半を占める甲状腺乳頭癌は非常にゆっくりと進行し，そのため頸部リンパ節転移・遠隔転移を伴わない 1 cm 以下の甲状腺乳頭癌であれば手術をせずに経過観察も治療選択肢になります.

JCOPY 498-06282

このページで扱う自覚症状もしくは他覚的に触知可能な甲状腺腫の場合，少なくとも 3 cm 程度はあると思いますので，急ぎはしませんが後日耳鼻科へ紹介してください．ただ日単位，週単位で大きくなる甲状腺腫の場合は甲状腺未分化癌が疑われるため，数日以内の耳鼻科への紹介がよいと思います．

▶耳下腺腫瘍

　良性：悪性の比はだいたい 8：1 とされます．顔面神経麻痺を伴うもの，急激に増大するものは耳下腺癌を疑うためすぐに耳鼻科を紹介してください．良性腫瘍の場合，ワルチン腫瘍と多型腺腫が主な原因になります．多型腺腫の場合は時に悪性転化することがあり手術が必要です．ワルチン腫瘍か多型腺腫かの判断をする意味と，今後のフォローの意味で耳鼻科を紹介してもらえたらと思います．耳鼻科に紹介が難しければ，悪性転化の可能性を伝え，顔面神経麻痺や急激に増大するような場合はすぐに病院にくるよう患者に伝え，半年〜年 1 回程度，エコーなどでサイズが大きくならないかフォローしてもらえたらと思います．

▶顎下腺腫瘍

　顎下腺腫瘍は耳下腺腫瘍や甲状腺腫瘍に比して癌の可能性が高い（5 割程度）とされます．良性のものとしては IgG4 関連疾患や多型腺腫になります．多型腺腫も耳下腺多型腺腫同様，悪性転化することがあり，基本的にはみつかった時点で診断的治療のため顎下腺摘出が望ましく，耳鼻科へ紹介ください．

▶その他

　その他のものとしてはさまざまなものがあります．
・先天性（正中頸嚢胞，側頸嚢胞）
・腫瘍性（神経鞘腫，頸動脈小体，血管腫，脂肪腫）
・リンパ節腫大（結核性リンパ節炎，悪性リンパ腫，食道癌や肺癌のリンパ節転移）
　唾液腺や甲状腺以外の腫瘍は画像診断のみで診断をつけることが難しく，細胞診や場合により病理（生検）が必要になります．急性炎症や細菌性の可能性がなく，原因がわからない慢性の腫大がたまたまみつかった場

合，ひとまず耳鼻科に紹介してもらえればと思います.

Reference

1) Pynnonen MA, Gillespie MB, Roman B, et al. Clinical Practice Guideline: Evaluation of the neck mass in adults. Otolaryngol Head Neck Surg. 2017; 157: 355-71.
2) 日本内分泌外科学会，日本甲状腺外科学会. 甲状腺腫瘍診療ガイドライン 2010 年版. 東京 : 金原出版 ; 2010.

＜藤原崇志＞

JCOPY 498-06282

16 物が飲みにくくなったのですが

- 嚥下障害の症状は，食事の時のムセや食べにくさなどに加えて，食事以外の症状にも注意が必要．
- スクリーニングテストを利用して嚥下障害を適切に評価し，専門的な評価が必要か判断する．
- 水分のとろみに関しては，ただ付加するだけではなく濃度も重要となる．

　高齢化が進むわが国において，嚥下障害は避けては通れない問題だと思います．2011 年から日本人の死因の第 3 位は肺炎となっていますし，誤嚥性肺炎と診断されて治療が必要になる患者さんに臨床現場で遭遇することは多くなっています．

　特に高齢者では喉頭が下垂するなどの嚥下器官の解剖学的変化をきたしているうえに，脳血管疾患などで嚥下障害を生じると時に重篤化することがあります．認知症などを合併していると有効なリハビリを行うこともままならず，何とかして機能を維持していくしかなくなってきます．また，介護力の問題で自宅へ退院しても食事の調達などが難しく肺炎を繰り返してしまうこともあります．そういった患者さんに対して，病態把握と適切な指導や生活環境調整などを行っていく，といった幅広い診療の視点が必要となってきます．

嚥下障害の症状は？

　「食べ物が喉に引っかかる感じがある」，「なんか物が飲みにくくなっ

た」、といった症状があれば、病院を受診してみようと思うきっかけとなるのではないでしょうか。でも、「経口摂取中にムセがある」という症状だけでは、健常な人でもたまに経験する症状なので気にも留めないかもしれませんし、ムセだけでは患者さんは「嚥下障害」という診断名まではイメージできない可能性があります。医療関係者はムセがあればなんとなく嚥下障害を疑いますし、日常診療でも「ご飯のときにムセたりしませんか？」など質問することがよくあるのではないでしょうか。一方、本人は自覚していなくても、「食べるのが遅くなった」とか「食べものの好みが変わった」などといったムセ以外の症状を周りの家族が気づくこともあると思います。あとは食べ物の中でも果物はムセるとか水分は大丈夫だけど固形物は食べにくい、水分でムセる、など形状による変化も重要です。食事のタイミングとは無関係にムセたり、常に痰が絡んだような声、痰が増えた、なんて場合はさらに嚥下障害とは結び付かないかもしれませんが、知らないうちに唾液を誤嚥している不顕性誤嚥の可能性があったりもします。

摂食嚥下障害のスクリーニングテスト

　摂食嚥下障害を疑う症例に対して診察時に行える内容として、スクリーニングテストが有効です。目的としては嚥下障害の有無を判断することが第一ですが、実際に専門科の診療が必要かどうかといったところの判断材料となります。嚥下障害の診療において、診察時に簡便に行うことができるスクリーニングテストとしては、質問紙法や反覆唾液嚥下テスト（RSST）、改定水飲みテスト（MWST）、食物テスト（フードテスト）などが一般的ではありますが、通常の忙しい外来診療でこれら全てを行うことは難しいと思います。そこで診察前に記入する問診表として利用できる質問紙法について説明します。

　聖隷式嚥下質問紙 表1 はわが国で開発された質問紙[1]で、15項目について（A, B, C）の3段階で評価します。Aが1つでもあると嚥下障害あり、Bが1つでもあると嚥下障害の疑いあり、Cのみであれは嚥下障害の可能性は低い、と判定します。

　Eating Assessment Tool（EAT-10）は2008年に米国で開発された質問紙[2]で、嚥下時の自覚症状や体重減少などについて10項目の質問で構成されています。Belafskyらは、健常人と嚥下障害患者を対象としてEAT-

JCOPY 498-06282

表1 摂食・嚥下障害の質問紙

嚥下の状態（食べ物の飲み込み，食べ物を口から運んで胃まで運ぶこと）について，いくつかの質問をいたします．
いずれも大切な症状ですので，よく読んで，A，B，Cのいずれかに〇を付けてください．
この2，3年の嚥下の状態についてお答え下さい．

1. 肺炎と診断されたことがありますか？	A. よくある	B. 一度だけ	C. なし
2. やせてきましたか？	A. 明らかに	B. わずかに	C. なし
3. 物が飲みにくいと感じることがありますか？	A. よくある	B. とくどき	C. なし
4. 食事中にむせることがありますか？	A. よくある	B. ときどき	C. なし
5. お茶を飲むときにむせることがありますか？	A. よくある	B. ときどき	C. なし
6. 食事中や食後，それ以外の時にのどがゴロゴロ（痰が絡んだ感じ）することがありますか？	A. よくある	B. ときどき	C. なし
7. のどに食べ物が残る感じがすることがありますか？	A. よくある	B. ときどき	C. なし
8. 食べるのが遅くなりましたか？	A. たいへん	B. わずかに	C. なし
9. 硬いものが食べにくくなりましたか？	A. たいへん	B. わずかに	C. なし
10. 口から食べ物がこぼれることがありますか？	A. たいへん	B. わずかに	C. なし
11. 口の中に食べ物が残ることがありますか？	A. よくある	B. ときどき	C. なし
12. 食物や酸っぱい液が胃からのどに戻ってくることはありますか？	A. よくある	B. ときどき	C. なし
13. 胸に食べ物が残ったり，つまった感じがすることがありますか？	A. よくある	B. ときどき	C. なし
14. 夜，咳で寝られなかったり目覚めることがありますか？	A. よくある	B. ときどき	C. なし
15. 声がかすれてきましたか？	A. たいへん	B. わずかに	C. なし
計：A.　　／15	B.　　／15	C.　　／15	

問診基準：A. 実際に日常生活に支障がある／B. 気になる程度／C. 症状なし
判定：A. に一つでも回答があったもの→嚥下障害あり
　　　B. のみにいくつでも回答あり→嚥下障害疑い

（大熊るり，他．摂食・嚥下障害スクリーニングのための質問紙の開発．日摂食嚥下リハ会誌．2002; 6: 3-8[1]）

10の得点を検討し，合計得点が40点満点中3点以上で「嚥下障害の疑いあり」と判断できると報告しています．日本人を対象としたEAT-10の日本語版**表2**[3]も作成されており，研究でもカットオフ値は3点が妥当であると報告されています[4]．評価表はホームページからダウンロードできるようになっています[3]．これらのスクリーニングテストの結果を踏まえて，専門家（耳鼻咽喉科やリハビリテーション科，歯科など）へ嚥下内視鏡検査や嚥下造影検査などの精密検査の依頼ができればよいと思います．

表2 EAT-10（日本語版）

EAT-10（イート・テン）
嚥下スクリーニングツール

Nestlé
Nutrition Institute

| 氏名: | | 性別: | | 年齢: | | 日付: | 年 | 月 | 日 |

目的

EAT-10は、嚥下の機能を測るためのものです。
気になる症状や治療についてはかかりつけ医にご相談ください。

A. 指示

各質問で、あてはまる点数を四角の中に記入してください。
問い:以下の問題について、あなたはどの程度経験されていますか?

質問1:飲み込みの問題が原因で、体重が減少した
0=問題なし
1
2
3
4=ひどく問題

質問6:飲み込むことが苦痛だ
0=問題なし
1
2
3
4=ひどく問題

質問2:飲み込みの問題が外食に行くための障害になっている
0=問題なし
1
2
3
4=ひどく問題

質問7:食べる喜びが飲み込みによって影響を受けている
0=問題なし
1
2
3
4=ひどく問題

質問3:液体を飲み込む時に、余分な努力が必要だ
0=問題なし
1
2
3
4=ひどく問題

質問8:飲み込む時に食べ物がのどに引っかかる
0=問題なし
1
2
3
4=ひどく問題

質問4:固形物を飲み込む時に、余分な努力が必要だ
0=問題なし
1
2
3
4=ひどく問題

質問9:食べる時に咳が出る
0=問題なし
1
2
3
4=ひどく問題

質問5:錠剤を飲み込む時に、余分な努力が必要だ
0=問題なし
1
2
3
4=ひどく問題

質問10:飲み込むことはストレスが多い
0=問題なし
1
2
3
4=ひどく問題

B. 採点

上記の点数を足して、合計点数を四角の中に記入してください。　　　　合計点数（最大40点）

C. 次にすべきこと

　　EAT-10の合計点数が3点以上の場合、嚥下の効率や安全性について専門医に相談することをお勧めします。
（ネスレ ヘルスサイエンスホームページ. https://www.nestlehealthscience.jp/inform/tool[3]）

JCOPY 498-06282

水分のとろみってどのようにつければよいですか？

　日本摂食・嚥下リハビリテーション学会が作成した嚥下調整食分類2013[5]では，嚥下調整食に加えとろみ付き液体についても提示されています．その中でとろみ水は薄いとろみ，中間のとろみ，濃いとろみの3段階に分けて述べられており，濃度も定義されています．一般的には誤嚥のリスクがある症例でとろみの濃度が濃ければ摂取が可能となる可能性があります．ただし，濃いとろみの水分はストローやコップで飲むことは難しくスプーンですくって飲むといったことが必要となりますし，とろみ調整食品の種類によっては付着性が増強してかえって嚥下しにくくなることもありますので，試飲して確認することも必要と考えます．また，食事の際につけるとろみは濃いものを選択して，食間に摂取する水分は濃度を薄める，などの対応が可能な場合もあります．これは食事の際に摂取する水分は物性の異なる食事形態が混ざった際に誤嚥が起きるといった問題があり，誤嚥してしまう可能性が高くなるからです．純粋に水分のみの摂取の場合は安全に摂取できる場合もあります．

Reference

1) 大熊るり，藤島一郎，他．摂食・嚥下障害スクリーニングのための質問紙の開発．日摂食嚥下リハ会誌．2002; 6: 3-8.
2) Belafsky PC, Mouadeb DA, Rees CJ, et al. Validity and reliability of the Eating Assessment Tool (EAT-10). Ann Otol Rhinol Laryngol. 2008; 117: 919-24.
3) ネスレ ヘルスサイエンスホームページ．https://www.nestlehealthscience.jp/inform/tool
4) 若林秀隆，栢下　淳．摂食嚥下障害スクリーニング質問紙票 EAT-10 の日本語版作成と信頼性・妥当性の検証．静脈経腸栄養．2014; 29: 871-6.
5) 藤谷順子，宇山理紗，大越ひろ，他．日本摂食・嚥下リハビリテーション学会嚥下調整食分類 2013．日摂食嚥下リハ会誌．2013; 17: 255-67.

　　　　　　　　　　　　　　　　　　　　　　　　＜岩永　　健＞

子どもが難聴かもといわれたのですがどうしたらよいですか？

1

> **Point**
> - 先天性難聴は 1,000 人に 1〜2 人と他の先天性疾患にくらべても相応の頻度である．
> - 新生児聴覚スクリーニングで「要再検 refer」になった場合は，生後 3 カ月以内に精密聴力検査を行える機関に紹介を！

先天性難聴は比較的多い先天性疾患になります．先天性難聴を見つけるために新生児聴覚スクリーニングという検査があり，今では生まれた子どもの 7〜8 割以上がスクリーニング検査を受けています．スクリーニング検査ってどんなことをするの？　異常があったらどうしたらよいの？　など，よくある患者さんからの質問への回答例を書いてみます．

先天性難聴は 1,000 人当たり 1〜2 人の割合に生じ，先天性異常の中では比較的頻度の高いものになります．両側重度の難聴の場合，以前は会話でのコミュニケーションがなかなか得られず，手話獲得に重点を置いて難聴児の治療が行われていましたが，現在は補聴器や人工内耳といったデバイスの開発がすすみ，補聴器および人工内耳に加えて言語訓練・リハビリテーションなどが行われます．これらの対応によって重複合併奇型などがない難聴のみの先天異常の子どもの場合，難聴のない子どもにくらべてそれほど大きな差がない言語発達が得られることが報告されています．言語を獲得するには年齢の上限があり難聴の発見が遅くなると十分な言語発達は得られないため早期発見が重要になる一方，新生児から乳幼児の時期は

自分で難聴を訴えることができないため，新生児聴覚スクリーニング検査を用いて難聴があるかどうかスクリーニングを行っています．

現在日本では7〜8割以上の新生児に新生児聴覚スクリーニングが施行されていますが意外と認知されてなくて，1歳半健診や3歳半健診で難聴疑いで来院される子どもの両親に「新生児聴覚スクリーニングってしましたか？」と聞いても覚えてない方が多いです．母子健康手帳に結果が貼られていて，両親はよく覚えていないけど母子手帳をみると検査はしていることがよくあります．

新生児聴覚スクリーニングは日本産婦人科医会や日本耳鼻咽喉科学会などが関わり，また各県がマニュアルを整備しています．県によってはマニュアルをオンラインで公開しており，「新生児聴覚スクリーニングマニュアル　pdf」や「新生児聴覚スクリーニングマニュアル　マニュアル」とGoogle検索するとマニュアルをみつけることができると思います[1〜5]．日本産婦人科医会のオンラインマニュアルのQ＆Aは説明の時に参考になると思います．

新生児聴覚スクリーニングってどうやって行っているのですか？

AABR（自動聴性脳幹反応）もしくはスクリーニング用耳音響放射（OAE）という検査を用いて行います **図1**．35 dBの音を耳から入れ，その音に反応があるかどうかみています．検査自体は短時間で行うことができ，「パスpass（正常）」もしくは「要再検refer」という形で結果は出ます．1回目の検査で異常があればもう1度行い，2回とも「要再検refer」となると，より詳しい検査〔ABR（聴性脳幹反応），ASSR（聴性定常反応検査）など〕が必要になります（生後3カ月ごろまでに行う）．出生後退院までに新生児聴覚スクリーニングを行うことが多いと思いますが，入院中に検査ができなかった場合は生後1カ月以内を目処にスクリーニングを行います．

新生児聴覚スクリーニングで要再検referと言われたら？

新生児聴覚スクリーニングで要再検といわれた場合，ABRやASSRなどを行い，本当に先天性難聴があるかを調べます．先天性難聴では1-3-6ルールというのがいわれており，生後3カ月までに精密診断を実施し，生

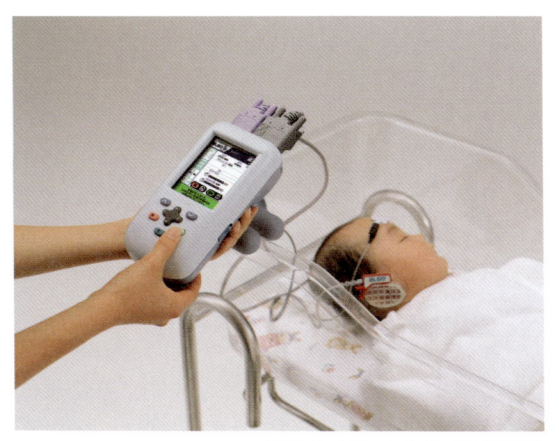

（アトムメディカル株式会社提供）

図1 実際に新生児聴力スクリーニングを行っている様子

後6カ月までに補聴器などの支援を開始することが一般的です．また新生児聴覚スクリーニングで「要再検refer」になったからといって，自宅での特別な対応というのは不要です．日本耳鼻咽喉科学会では新生児聴覚スクリーニング後の精密聴力検査機関リストをHPで公開していますので，もし新生児聴覚スクリーニングで難聴が疑われる場合，または言語の発達の遅れが疑われる場合にはHPで病院を確認して紹介してもらえればと思います[1]．

新生児聴覚スクリーニングでひっかかったんですが，やっぱり難聴なんでしょうか？

新生児聴覚スクリーニングで「要再検refer」となると，両親から本当に難聴があるかどうか聞かれることがあるかもしれません．新生児聴覚スクリーニング検査で「要再検refer」と判定されるのがAABRだと100人に1～2人ぐらいなのに対して（OAEは精度が低く疑陽性が多いため，もう少し多くなります），先天性難聴の頻度は1,000人あたり1～2人ですから，「要再検refer」と判定された子どものうち10人の1人ぐらいが実際に難聴があると思います（AABRやOAEの感度は報告がさまざまありますが，だいたい感度90％，特異度85％程度）[4]．なお先天性難聴にはリス

ク因子があり，もし下記 表1 があれば先天性難聴の頻度は 100 人あたり 7 人程度と約 7 倍の頻度になります．ハイリスク因子のある子どもが新生児聴覚スクリーニング検査で「要再検 refer」となった場合は，10 人中 3 人程度に難聴があることになります．

　ただ実際の臨床で「要再検 refer」になった子どもの親に「本当に難聴があるんですか？」と聞かれた際に具体的に説明することはあまり行っていません．両親が過度に不安になっても困りますし，「聴覚障害があるか否かは現時点では不明であるので，聴覚の専門医で精密検査を受けることが必要である」ぐらいでとどめています[6]．もちろん両親やご家族も色々な方がいますので，もし具体的数値をと言われれば実際の数字をお伝えすることもまれにあります．

表1 聴覚障害のハイリスク因子

- ・極低出生体重児
- ・高ビリルビン血症（交換輸血施行例）
- ・子宮内感染（風疹，トキソプラズマ，梅毒，サイトメガロウイルスなど）
- ・頭頸部の奇型
- ・聴覚障害合併が知られている先天異常症候群
- ・細菌性髄膜炎
- ・先天聴覚障害の家族歴
- ・耳毒性薬剤使用
- ・人工換気療法

新生児スクリーニングは受けたほうがよいのでしょうか？　難聴だったら親が気付くんじゃないですか？

　時々，新生児聴覚スクリーニング検査を受けなくても，言葉の発達が遅れるから気付くんじゃないですか？　と聞かれることがあります．新生児聴覚スクリーニングも随分普及したため，新生児聴覚スクリーニングを行わなかったけれど実は難聴だったという子どもに会うことはほとんどありません．ただ耳鼻科医であっても子どもに難聴があるかどうかを判断するのは難しいです．耳鼻科医以外であればなおさらですし，実際，小学校入学前の聴力検査などで気付いて補聴器装用を開始した子どもも診たことがあります．徳島県の報告で，新生児聴覚スクリーニングを受けなかった難

聴児がいつ気付かれるのかをまとめた報告がありますが **図2**，意外と1歳半健診や3歳半健診で難聴なしと判断されているのがわかります[7].

　また，この報告では新生児聴覚スクリーニングでひっかからなかった子どもについても追跡しますが，約3,000人の「パス pass（正常）」と判定された子どものうち，1人の子が2歳11カ月の時点で進行性難聴がみつかっている点は注意が必要です．あくまでも新生児聴覚スクリーニングでは先天性難聴しかわからないため，新生児期に聴力正常で後天的に進行性難聴になる子どもは新生児聴覚スクリーニングで見逃してしまう点は注意が必要です．

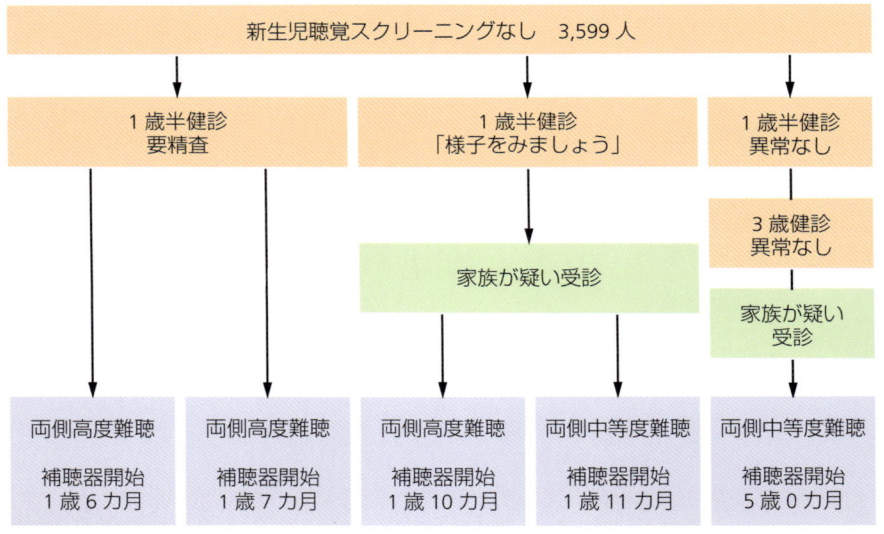

図2 両側難聴児の経過
（千田いづみ，他. 小児耳. 2013; 34; 345-51[7]）

子どもはいつごろ音に対する反応が出てきますか？

　一般的に子どもは生まれた際はモロー反射を認め（大きな音に対して手足をびくつかせる），3～4カ月になるとあやすと笑うようになり，5～6カ月で音源を探すようになり，7～8カ月で喃語（赤ちゃん言葉）をしゃべるようになります．もちろん個人差もあり1～2カ月などの多少の遅れはそれほど心配する必要はありません．いつの時期にどれくらい音への反応が

あれば安心できるか？　については，日本耳鼻咽喉科学会の説明資料が A4 1 枚にまとまっており[2)]，もし子供の言葉の遅れが気になるという親が いたら渡してあげてください 図3．

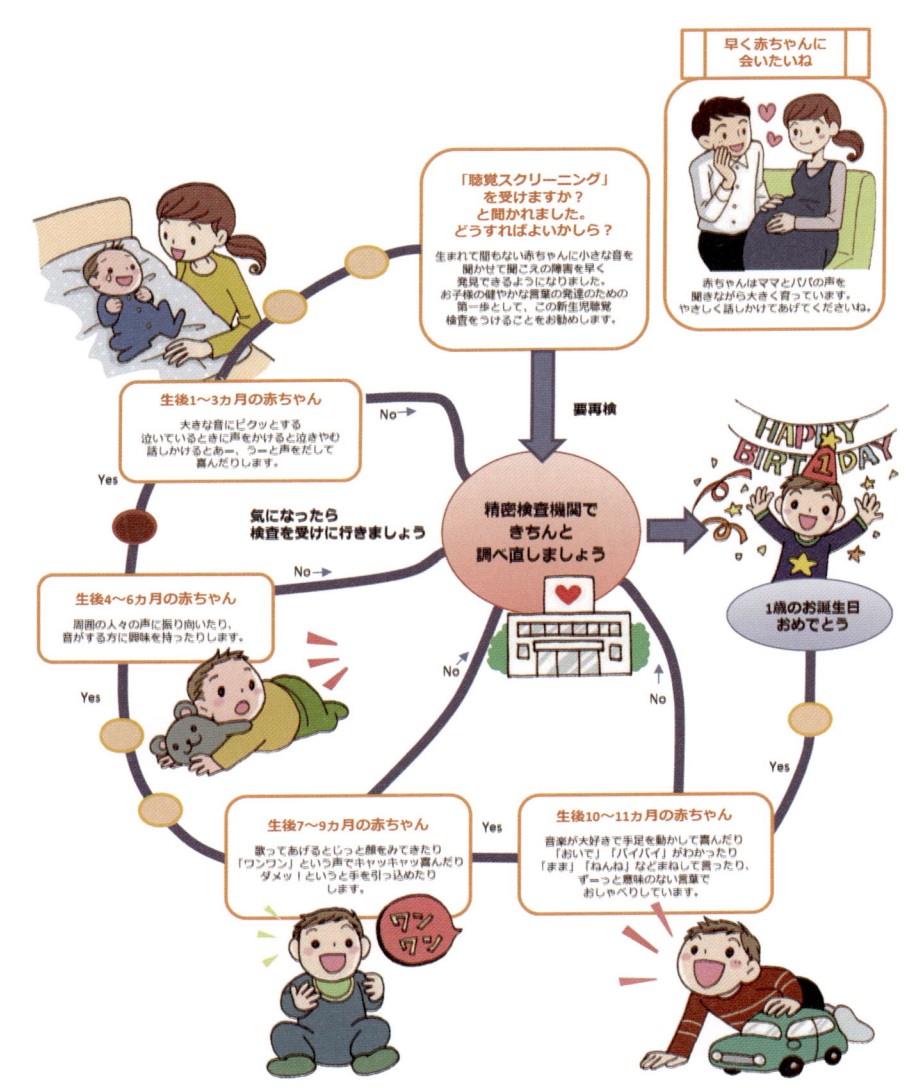

図3 新生児聴覚スクリーニングから1歳頃までの聴覚検査の流れ「早く赤ちゃんに会いたいね」
（新生児聴覚スクリーニングの説明資料①http://www.jibika.or.jp/members/iinkaikara/pdf/ hearing_screening_1.pdf）

Reference

1) 日本耳鼻咽喉科学会: 新生児聴覚スクリーニング後の精密聴力検査機関リスト http: //www.jibika.or.jp/citizens/nanchou.html
2) 日本耳鼻咽喉科学会: 新生児聴覚スクリーニングの説明資料① http: //www.jibika.or.jp/members/iinkaikara/pdf/hearing_screening_1.pdf
3) 日本耳鼻咽喉科学会: 新生児聴覚スクリーニングの説明資料② http: //www.jibika.or.jp/members/iinkaikara/pdf/hearing_screening_2.pdf
4) Mori R, Huang L, Tobe RG, et al. Cost-effectiveness analysis of a national neonatal hearing screening program in China: conditions for the scale-up. PLoS One. 2013; 8: e51990.
5) 日本産婦人科医会　新生児聴覚スクリーニングマニュアル. http: //www.jaog.or.jp/sep2012/JAPANESE/jigyo/JYOSEI/shinseiji_html/shi-12.html
6) 島根県. 新生児聴覚スクリーニングと聴覚障害児支援のための手引き 1-8. 検査結果と保護者への説明内容. www.pref.shimane.lg.jp/life/kenko/kenko/hoken/...data/shinseijityoukaku2.pdf
7) 千田いづみ, 島田亜紀, 宇高二良, 他. 新生児聴覚スクリーニングを受けずに診断された両側難聴児の追跡調査: 徳島県で平成 16 年度に出生した両側難聴児の 7 年間の経過. 小児耳. 2013; 34: 345-51.

<藤原崇志>

耳垢はどのくらいの頻度で掃除したらいいですか？
耳鼻科に相談するタイミングは？

2

> **Point**
> 🦻頻回の耳掃除は外耳道を傷つけ外耳炎の原因になるため避ける（耳掃除は2週間に1回程度）．
> 🦻耳垢栓塞の除去は可能なら耳鼻科を受診してもらう（特に鼓膜先行や耳垢摘出時にめまいがする人）．

　耳垢や耳かきは日本人にとって馴染み深く，こだわりの耳かきを持っている方もいます．市販の耳かきを調べると色々な種類のものがあって，耳かきに対する並々ならぬ情熱を持った人がたくさんいるのだなと感じます．耳かき自体は非常に一般的な行為ですし，綿棒や耳かきが自宅にある方がほとんどだと思います．一方で耳垢の管理が適切でないばっかりに，不用意に外耳道を傷つけたり，耳垢を奥に押し込んで外耳道がふさがったり（耳垢栓塞）することもあります．耳垢について外来でよく聞かれる質問とその回答の例を書いてみます．

耳垢とはなんですか？　耳垢が柔らかいのは病気ですか？

　耳垢は外耳道軟骨部の皮脂腺や耳垢腺などからの分泌物に，剥離脱落した角化表皮細胞や脱落した耳毛が混在したものです．耳垢は人によって異なり，カサカサしたものとベトベトしたものがあります．欧米ではベトベトした方が多く，日本を含めアジアではカサカサした耳垢の人が多いです．基本的には個人がもつ遺伝子によって変わるものであり，耳垢がベトベトしてやわらかいからといって病気ではないので安心してください．

耳かきはどれぐらいの頻度で行ったらよいですか？どんな風にしたらよいですか？

　日本を含めアジアでは耳垢はカサカサしたものが多いです．外耳の皮膚には腺毛があり耳垢を外へ外へと運び出してくれます．基本的には外まで運ばれた耳垢を取るだけという形でよいと思います．耳かきで一番気をつけて欲しいのは，あまりに耳かきをしすぎて外耳道皮膚を傷めることです．耳かきは人によってとても気持ちよいのはわかるのですが，耳かきをしすぎると外耳道がいたみ，そうすると皮膚のバリア機能が損なわれ瘙痒感が生じます．そうすると瘙痒感をおさえるために耳かきをし，悪循環となってしまい外耳道をいためすぎて疼痛が生じる場合があります．過剰な耳かきはやめましょうというコンセンサスは耳鼻咽喉科医の中で合意がありますが，どのくらいの頻度がいいかはよくわかっていません．耳鼻科医の間ではなんとなく一般的には隔週〜月1回程度が妥当な適切な耳かきの頻度といわれています[3]．

米国耳鼻咽喉科学会で耳かきが禁止になったと聞いたんですが？

　米国耳鼻咽喉科学会が2016年に耳垢の管理について診療ガイドラインを出していて，その中で耳かきに使用する綿棒を外耳道に置かないようにという推奨が出されています[1]．というのもむやみに綿棒などで耳垢を奥に押し込んだことによって耳垢が蓄積し，耳垢栓塞となってしまうからです．基本的には耳かきはしない，そして耳垢がたまった感じがしたり，音が聞こえにくいといった症状のときにかかりつけ医を受診して耳垢をとってもらってくださいという推奨を出しています．ただ，そもそも日本とアメリカだと耳垢の性質や文化も違いますから，この診療ガイドラインだけで綿棒や耳かきを使わないほうがよいかどうかは悩むところです．

　耳垢は大きくわけて乾いたものと湿ったものがあります．日本人の大半が乾いた耳垢なのに対し，米国では大半が湿った耳垢になります．湿った耳垢の方が耳垢を取るのが難しく，綿棒などであやまって耳垢を奥におしこみ耳垢栓塞になりがちです．そういう点では耳垢が柔らかい方の場合はこの米国の診療ガイドラインを参照にしてもいいかもしれません．ただ，

耳かきという文化も日本や東アジアに多く，米国に比べて日本では圧倒的に耳かきの種類が豊富で，より上手に耳垢がとれるよう発達し普及しています．アメリカの診療ガイドラインでは不適切な耳かきにより耳垢栓塞になることを避けるために作成されていますが，日本の状況を考えると耳かきを禁止というのはどうも日本には馴染まないと思います．

またアメリカの診療ガイドラインでは綿棒の他にも外耳道に入れるのを禁止しているものがありますが，そのリストをみると外耳道にピンセットやペン，ストロー，それにおもちゃなどを入れてはいけないとしています．こういうリストが出てくるのをみると日本とアメリカでは随分と状況が違うと思われ，アメリカの診療ガイドラインをそのまま日本に適応するのは難しそうです．

耳垢栓塞はどうしたらよいですか？

耳垢で完全に外耳道がふさがった耳垢栓塞の場合には，耳垢栓塞の摘出に慣れていないのであれば耳鼻科での摘出をお勧めします．この写真 図1 は左耳の耳垢栓塞の方です．外耳道を鼻鏡を用いて広げている状態ですが，外耳道内が耳垢で完全に閉塞しているのが分かります．

耳鼻科に相談したほうがよい場合としては，凝固系異常の方，鼓膜に異常（穿孔など）がある方，耳垢をとろうとするとめまいなどが生じる方です．抗凝固薬などを内服し出血しやすい方では出血によって外耳道内がみえにくくなり難しい場合があります．また鼓膜穿孔などが疑われる方では耳垢栓塞を摘出する際に鼓膜損傷する場合があります．そのほかにごくまれですが耳垢をとろうとするとめまいがする方もいます．これは外耳道塞栓が外耳道真珠腫になり外耳道の骨を破壊し三半規管などが露出するとこのような症状になります．このような場合には無理せず耳鼻科に相談してください[1]．

もし耳鼻科の診療所などが近くになければ頑張ってとることになります．基本的には特別な方法があるわけではなく，耳垢そのもの，もしくは耳垢と外耳道の隙間にピンセットなどを挿入し，耳垢栓塞を周囲からはがして頑張ってとってくることになります．最近では耳垢摘出の動画もYoutube で見ることができますし，もしかしたら参考になるかもしれません[2]．

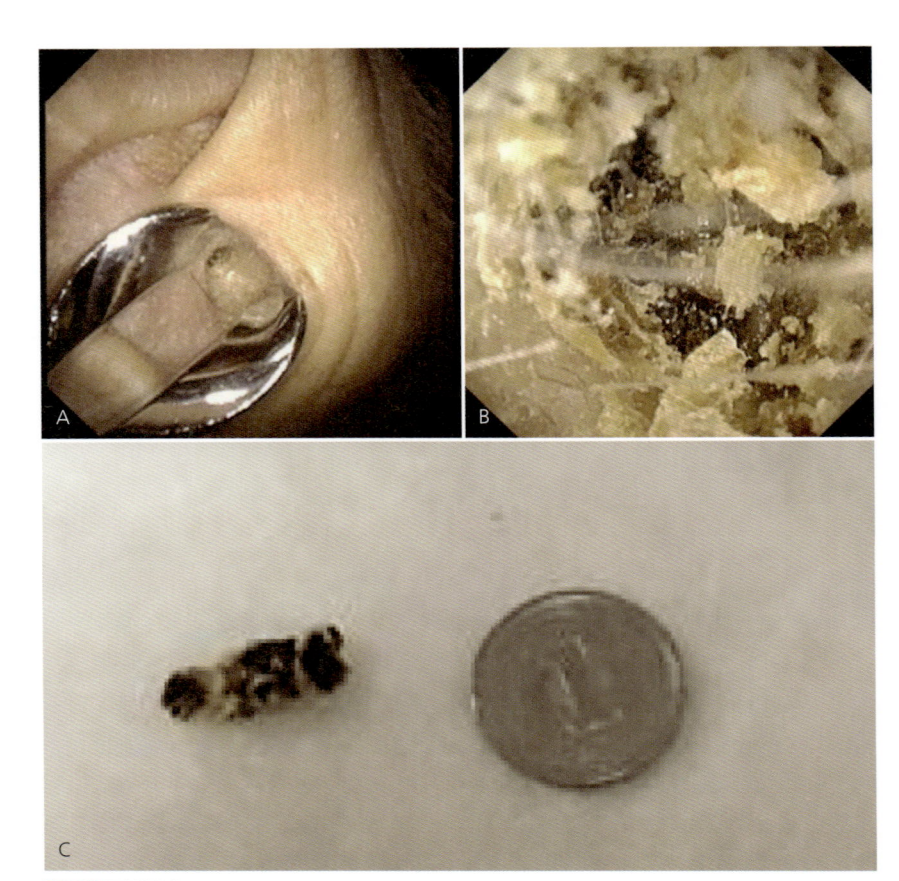

図1 耳垢栓塞

A: 外耳道を鼻鏡で拡げた
B: 外耳道内に充満した耳垢栓塞
C: 摘出した耳垢栓塞

　　耳垢栓塞の摘出をスムーズに行おうとすると多少テクニックが必要ですが，じっくり数日～数週間かけてもよいのであれば，耳垢栓塞の中心部をピンセットなどでほぐし，耳垢を生理食塩水や耳垢水でとかし吸引，吸引できなくなったらまたピンセットなどでほぐして生理食塩水でふやかして…と繰り返せばいつかは取れます．ゆっくり取る分時間はかかりますが，外耳道を傷つけたりするリスクは低く，安心して行えます．耳垢を溶かすのに何を使えばよいですか？　という疑問も時々聞きますが，現状では特にどの液体がよいということはないので[3]，生理食塩水でも蒸留水で

も耳垢水でも，身近にあるものを使ってもらったらよいと思います．

ほかに外耳道の評価で気をつける病気はありますか？

▶外耳道真珠腫

外耳道の耳垢が耳垢栓塞などで出口をなくした場合や，外耳道を深く傷つけた後などに，外耳道の耳垢がうまく体外に排泄されず，皮膚や骨を壊してしまう場合があります．これを外耳道真珠腫といい，定期的に取ってあげないと徐々に外耳道の骨が壊されていきます．　図2　の写真は上記写真の方の耳垢をとったあとの外耳道です．点線でかこった部分の外耳道皮膚が薄くなり，一部骨が露出したのがわかります．外耳道骨部が少々壊れたぐらいでそこまで聴力などの機能が損なわれるわけではないですが，出血を繰り返す場合や，ごくまれですがひどい場合には耳小骨や半規管を壊し，難聴やめまいをきたす場合があります．

　図3　は外耳道真珠腫がよりひどくなった方です．点線でかこった部分に大きな穴があいているのが分かると思います．外耳道真珠腫もほおっておくとこのように外耳道が広汎に破壊されます．こうなるとこの点線で囲まれた部分にたまった耳垢は自然に出てくることはなく，またちょっとずつ耳垢がたまるにしたがって少しずつ外耳道を破壊していきます．ここま

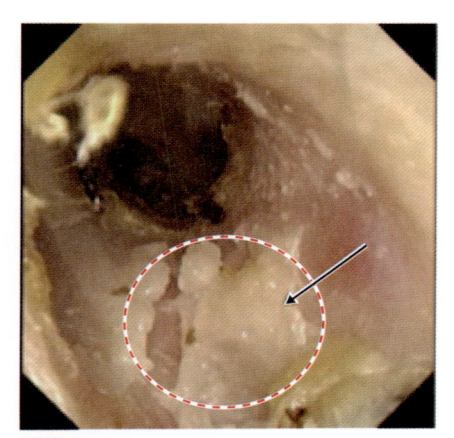

図2　軽度の外耳道真珠腫

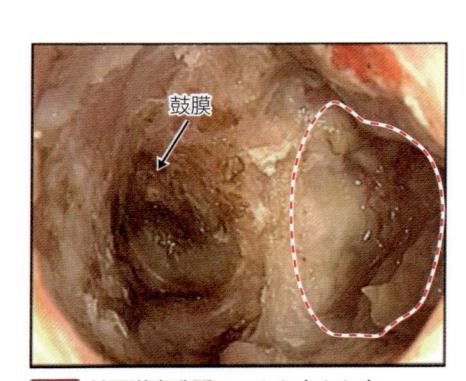

鼓膜

図3　外耳道真珠腫でできた大きな穴

で外耳道が破壊されてしまうと，耳垢がたまらないように定期的に耳鼻咽喉科で外来処置を行う，もしくは手術で外耳道を作り直してあげる必要があります．

Reference

1) Schwartz SR, Magit AE, Rosenfeld RM, et al. Clinical Practice Guideline (Update): Earwax (Cerumen Impaction). Otolaryngol Head Neck Surg. 2017; 156: 14-29.
2) 【閲覧注意】驚愕！巨大な耳垢を取り出す映像 超スッキリ 祝再生数 100 万回突破‼ https://www.youtube.com/watch?v=sUym4kqPDb8
3) Burton MJ, Doree C. Ear drops for the removal of ear wax. Cochrane Database Syst Rev. 2009 21; : CD004326.

＜藤原崇志＞

JCOPY 498-06282

扁桃炎を繰り返すのですが手術したほうがよいですか？

3

Point

- 1年に3回以上，扁桃炎を繰り返す場合には手術も選択肢に考える．
- 扁桃炎が重症化し扁桃周囲膿瘍に進展した既往があれば手術も選択肢に考える．

口蓋扁桃は体外からの細菌の侵入に対応しますが，時に扁桃炎となり咽頭痛，開口障害を生じ，膿瘍形成する場合もあります．

一度扁桃炎になったからといって何度もくり返すわけではなく，年々，罹患回数が減っていくことが多いですが，くり返すようなら手術をすすめて下さい．

慢性扁桃炎とは？　口蓋扁桃摘出術とは？

口蓋扁桃や咽頭扁桃（通称：アデノイド）を含めた口腔咽頭のワルダイエル扁桃輪は，身体の免疫維持機能を担っています．その中でも口蓋扁桃は深い陰窩を形成し，外界から侵入してきた抗原を認識しやすい構造をしています．一方で抗原を認識しやすい分，物理的なバリアが弱く扁桃実質内に容易に細菌などが入り込み，繰り返し扁桃炎（いわゆる反復性扁桃炎，慢性扁桃炎）になります．

口蓋扁桃は前述のように感染しやすい臓器です．そこで反復する扁桃炎に対して，陰窩を含めた扁桃を摘出することで感染制御するという発想があり，これが口蓋扁桃摘出術です　図1．

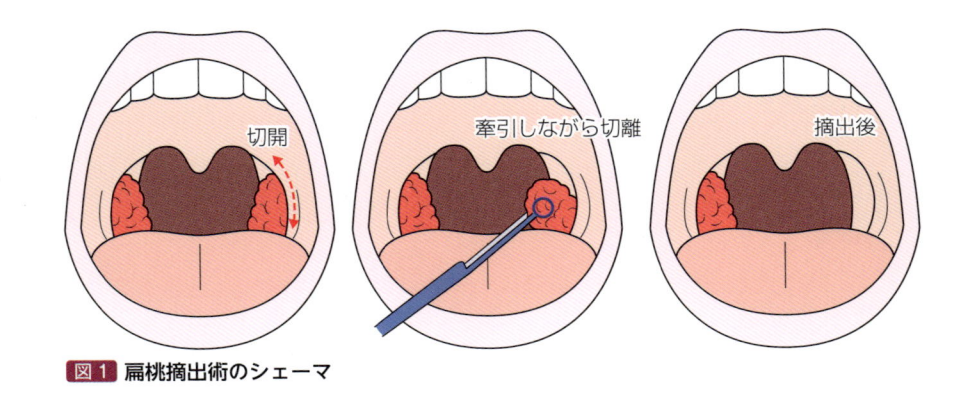

図1 扁桃摘出術のシェーマ

図中ラベル：切開／牽引しながら切離／摘出後

口蓋扁桃摘出術はどういう方に適応がありますか？ いつ耳鼻科に紹介したらよいですか？

　口蓋扁桃摘出術は慢性扁桃炎のほか扁桃肥大や扁桃病巣感染(IgA 腎症，etc) などで行っています．慢性扁桃炎の場合は，手術するメリット・デメリットを比較して手術を決めています．毎月，扁桃炎になるようであれば手術を行いますし，慢性扁桃炎とはいえ年 1 回程度であれば，その都度，抗菌薬加療したほうが患者負担は少ないと判断して手術をしないことがあります．また扁桃炎が扁桃周囲膿瘍まで進展するような方は慢性扁桃炎の頻度が少なくても扁桃摘出術を行う場合があります．

　つまりはどのくらい扁桃炎になるか？　罹患した場合の重症度はどのくらいか？　が手術するかどうかの目安になります．日本では一つの目安として少なくとも年 3〜4 回以上の慢性扁桃炎を手術適応とすることが多く，それ以下の場合は手術しないことが多いと思います[1]．この基準も絶対的ではなく，国によってまちまちであり[2~5]，最終的には患者さんと相談して手術するかどうか相談しています．手術の合併症としては術後出血による気道閉塞のリスクはゼロにはならないものの，手術自体は口をあけて口蓋扁桃をひっぱりながら切るだけというシンプルな手術で患者への侵襲としてはそこまでありません．年 3〜4 回以上の扁桃炎を繰り返す場合，扁桃周囲膿瘍の罹患歴がある場合で患者が希望した場合，もしくはそれより

JCOPY 498-06282

も頻度の低い慢性扁桃炎であっても手術について話しを聞きたいといった場合，手術の相談のために耳鼻咽喉科に紹介いただいたらと思います．

表 1 各国の反復性扁桃炎の手術適応

イギリス[3]	・1 年に 7 回以上 or 1 年に 5 回以上を 2 年 or 1 年に 3 回以上を 3 年 　*症状として咽頭痛に加え下記のうち 1 つ以上を認める． 　（38.3 度以上の発熱，頸部リンパ節腫脹/疼痛，滲出性扁桃炎，溶連菌性扁桃炎）
アメリカ[4]	・1 年に 7 回以上 or 1 年に 5 回以上を 2 年 or 1 年に 3 回以上を 3 年 　*12 カ月の経過観察後に手術を決定する ・PFAPA（periodic fever with aphtous pharingitis and adenitis）症候群 ・扁桃周囲膿瘍の既往
フランス[5]	・1 年に 5 回以上を 2 年 or 1 年に 3 回以上を 3 年 ・反復性の扁桃周囲膿瘍

口蓋扁桃摘出術はどのくらい有用なのですか？

　慢性扁桃炎に対する手術の効果は，手術する患者と手術せず経過観察する患者（コントロール群）を比較したランダム化比較試験がいくつか行われ，コクランレビューでもまとめられています[6]．小児の場合，5 つのランダム化比較試験があり，手術後（もしくは経過観察後）1 年で扁桃炎に罹患する回数は手術しない場合 3〜7 回/年だったのが，0.6 回（95%CI 0.07-1.04 回）減少し，2〜6 回/年になることがわかっています．また 1 年間で咽頭痛があった日数は手術しなかった場合 12〜31 日だったのが，手術すると 5 日（95%CI 2.2-8.1 日）減り，7〜26 日になること，学校を休む日数も約 6 日だったのが約 2.5 日減り，3.5 日程度になることがわかっています．罹患回数の減少をみると，それくらいしか減らないのかという気もしますが．

　成人の場合はランダム化比較試験は 2 つあるのですが，手術の効果はもう少し大きく，手術後（もしくは経過観察後）半年で扁桃炎に罹患する回数が 2.1 回から 0.6 回に減ったという報告と，7.4 回から 1.5 回に減ったという報告があります．また手術後（もしくは経過観察後）6 カ月の間に咽頭痛を訴える期間も 12.1 日から 3.2 日に減ったという報告と 40.2 日が 5.1 日に減ったという報告があります．

こう効果を具体的な数字でみると，思ったよりも手術の効果は小さいかもしれません．ただこのデータはあくまでも手術後半年〜1年程度の効果です．手術後長期フォローの報告というのは今のところわかっていませんが，慢性扁桃炎の発症機序から考えると手術の効果はその後も同じように継続すると思いますので，手術をするかどうかの判断の参考にしてもらえたらと思います．

Reference

1) 日本口腔・咽頭科学会．扁摘の適応．http: //www.kokuinto.ne.jp/qa_8.html（2017/7/13 accessed）
2) 氷見徹夫，高野賢一，亀倉隆太，他．扁桃・アデノイドの基礎知識と手術に関する問題点．日耳鼻．2016: 119: 701-12.
3) Powell J O' Hara J, Carrie S, et al. Is tonsillectomy recommended in adults with recurrent tonsillitis? BMJ. 2017: 357: j1450.
4) Baugh RF, Archer SM, Mitchell RB, et al. Clinical practice guideline: tonsillectomy in children. Otolaryngol Head Neck Surg. 2011; 144（1 Suppl）: S1-30.
5) Lescanne E, Chiron B, Constant I, et al. Pediatric tonsillectomy: clinical practice guidelines. Eur Ann Otorhinolaryngol Head Neck Dis. 2012; 129: 264-71.
6) Burton MJ Glasziou PP, Chong LY, et al. Tonsillectomy or adenotonsillectomy versus non-surgical treatment for chronic/recurrent acute tonsillitis. Cochrane Database Syst Rev. 2014: 19; CD001802.

<藤原崇志>

おたふく風邪のあとに難聴になったのですがどうしたらよいですか？

4

Point

🦻流行性耳下腺炎罹患後に 0.01～0.5％で難聴（ムンプス難聴）が生じる.

🦻流行性耳下腺炎後の難聴の治療はなく，8割で重度難聴が残る.

🦻予防としてワクチンの摂取を！

　ムンプスウイルスに対して，以前日本では定期接種ワクチンでしたが，現在は任意接種となっています．流行性耳下腺炎は「おたふく風邪」としてよく知られており，病名に"風邪"とついており，「ほおっておいても治癒するから」といった理由からワクチンの接種率は30～40％程度しかありません．そのため定期的に流行性耳下腺炎が学校などの集団生活で流行します．流行性耳下腺炎罹患後に一定の確率で難聴（ムンプス難聴）が生じ，時々，「おたふく風邪後に難聴になったんですが」と受診する方がいます．

ムンプス難聴にはどのような治療がありますか？

　残念ながらムンプス難聴について有効とされる治療はありません．抗ウイルス薬やステロイド点滴などさまざまな治療法が試されましたが，どの治療が有効かはわかっていません．治療の効果としても不十分で，さまざまな治療が行われているにもかかわらず，ムンプス難聴の予後は非常に悪く，7～8割近くの患者で重度難聴が後遺症として残ることが知られています．

予防法はありますか？

　ムンプス難聴についてはムンプスワクチンによって予防が可能とされています．ワクチンを接種せずに自然感染した場合，ムンプスウイルスに罹患した場合に 0.01％〜0.5％の確率でムンプス難聴になります．一方でワクチン接種した場合の副作用として難聴はほとんど生じないとされます．報告がほとんどないために正確な数値がないのですが，少なくとも自然罹患するよりは頻度が低いのは間違いありません．

　ムンプス難聴になった場合，8割近い患者で難聴は改善せず重度難聴が後遺症として残ることがわかっています．もちろん流行性耳下腺炎に罹患した多くの方が難聴にはならないのですが，ムンプス難聴に罹患した患者（多くは患児）およびそのご家族はワクチンを打たなかったことを後悔することが多く，ワクチン接種は積極的に考えて接種してもらえたらと思います．

表1 自然感染による合併症発生率と予防接種による副反応発生率

		自然感染（％）	ワクチン（％）
腺組織	耳下腺腫脹	60〜70	3
	顎下腺腫脹	10	0.5
	睾丸炎	20〜40	ほとんどなし
	卵巣炎	5	ほとんどなし
	膵炎	4	ほとんどなし
神経組織	髄液細胞増多症	50	不明
	無菌性髄膜炎	1〜10	0.1〜0.01
	ムンプス脳炎	0.02〜0.03	0.0004
	ムンプス難聴	0.01〜0.5	不明
その他	腎機能低下	30	不明
	心電図異常	5〜15	不明

（守本倫子，ほか．2015-2016 年にかけて発症したムンプス難聴の大規模全国調査[1]）

Reference
1) 守本倫子，益田　慎，麻生　伸，ほか．2015-2016 年にかけて発症したムンプス難聴の大規模全国調査．Audiology Japan. 2017: 60: 362.

<藤原崇志>

JCOPY 498-06282

難聴患者の聞こえ方と
難聴患者と話すときのポイント

1

> **Point**
> 🦻伝音難聴と感音難聴では同じ難聴の程度でも快適な会話音は異なる.
> 🦻感音難聴患者では小さな音が聞こえにくいのに加えて弁別能の低下を伴う.
> 🦻弁別能の低下した患者では口元を見せてしゃべる, ゆっくりしゃべる, 会話の流れを重視する.

　難聴患者さんから聞く悩みとして健聴者の方と話すときに相手の声が大きすぎて困るというのがあります. 人口の5％を難聴者が占め, また病院や診療所を受診する患者には年齢が比較的高い方が多く加齢性難聴の方と接する機会も多いと思います. なかなか上手く難聴者と会話ができずに苦労する方されている方も多いと思いますが, 難聴患者との会話では難聴の原因によって話し方を工夫するとよりよいコミュニケーションにつながります.

聴力像（オージオグラム）の診かた

　図1 は正常聴力のオージオグラム（左）, 難聴聴力のオージオグラム（右）です. 正常聴力では両耳とも0～10 dBの音が聞こえるのに対し, 難聴聴力のオージオグラムでは50～60 dBの音しか聞こえません. オージオグラムでは横軸が音の種類（周波数）, 縦軸がその音がどのくらいの大きさで聞こえるか示し, 右耳の結果を丸と実線で示し, 左耳は×と点線で示し

ます．音の種類ですがだいたい 250～500 Hz が母音（あいうえお），
1,000～4,000 Hz が子音になります．音の大きさは dB で示され，日常会
話で話している声がだいたい 40～50 dB 程度，ささやき声が 20～30 dB，
高齢者の方に声をはりあげて会話する場合が 60～70 dB の音になります．

　30 dB までが正常とされ，例えば職場健診では 1,000 Hz と 4,000 Hz の
音を測定して 30 dB が聞こえるかどうかを一つの目安にしています．

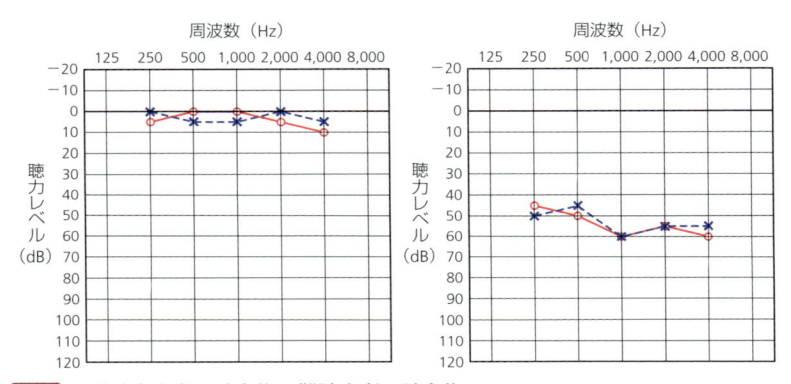

図1 **正常聴力患者の聴力像と難聴患者の聴力像**
左：正常聴力のオージオグラム
右：難聴聴力のオージオグラム

　図1左 は正常な聴力像（オージオグラム）になります．**図1右** のよう
な患者がいた場合，声を張り上げて，普通の声にくらべて 40～50 dB ぐら
い声を上乗せして大きくしてあげることで会話をすることができます．た
だ注意したい点として，声をどこまで上乗せしても大丈夫かどうかは伝音
難聴と感音難聴で異なるという点です．

伝音難聴と感音難聴のオージオグラムと不快閾値

　難聴には大きく分けて伝音難聴と感音難聴があります．聴力検査では
ヘッドホンから音を聞いてどのくらいの大きさの音が聞こえるか判断する
とともに，前額に振動端子をおいて外耳からではなく直接振動を頭に与え
ることで骨導聴力を測定します．骨導聴力の結果は"["マークで表し，右
側骨導聴力は"["，左側は"]"で表します **図2** ．

JCOPY 498-06282

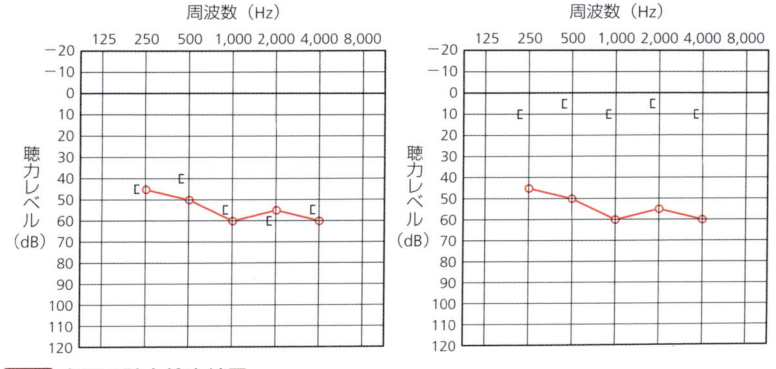

周波数（Hz）

図2 右耳の聴力検査結果
感音難聴（左）と伝音難聴（右）

　図2の左のオージオグラムの患者（感音難聴）も，右のオージオグラムの患者（伝音難聴）も同じ 40〜50 dB の音しか聞こえないわけですが，聴力の障害の仕方（感音難聴，伝音難聴）によって音の不快閾値が異なってきます．難聴の患者に限らず皆さん，小さすぎる音は聞こえにくく，聞きやすく安心する音の大きさ（快適レベル）というのがあります．また大きすぎる音は耐え難く，その音の大きさを不快レベル（閾値）と呼びます．

　正常聴力の患者の場合，40 dB ぐらいの音を快適レベルと認識し，70 dB の音を不快レベルと認識します．40 dB が小さな声と会話音の間ぐらいで，70 dB が大声で話す声なので納得していただけるんじゃないでしょうか．伝音難聴の患者の場合，快適レベルと不快レベルは単純にもとの聴力の足し算になります．つまり，**図2右**の患者では，40 dB（もとの快適レベル）＋40 dB（伝音難聴の差分）である 80 dB が快適レベルの音になり，不快音は 70 dB（もとの不快レベル）＋40 dB（差分）という形です．

　伝音難聴の患者と異なり感音難聴では少し事情が異なります．具体的には快適レベルと不快レベルが難聴の程度がひどいほど近づいてくるという問題があります．**図3**は伝音難聴患者と感音難聴患者での快適レベルと不快レベルの音の大きさをグラフ化したものです[1]．伝音難聴患者の場合**図3右**，快適レベルと不快レベルの差は一定ですが，感音難聴患者の場合**図3左**，快適レベルと不快レベルの差が小さくなっているのがわかります．軽度の難聴患者であればあまり考えなくてよいのですが，重度の難聴患者ではこの快適レベルと不快レベルの差が小さくなる点が非常に問題に

なります．というのも，伝音難聴であればとりあえず大きな声で話せばいいのですが，感音難聴では快適レベルの声で話そうとしても，ちょっと快適レベルより大きな声でしゃべっただけで不快レベルの声になってしまうからです．

　鼓膜穿孔などの伝音難聴の患者ではあまり考えずにひとまず大きな声でしゃべってもらったらと思いますが，加齢性難聴や突発性難聴などの感音難聴では，外来で患者さんと話すまえに適切な声の大きさを患者さんに聞いてあげてください．

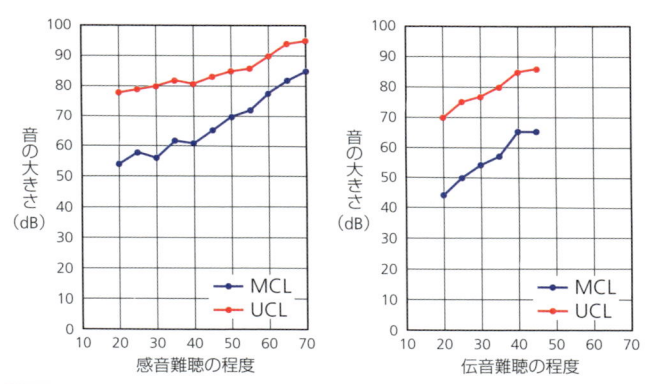

図3 難聴の程度と快適レベル（MCL: Most comfortable loudness level），不快レベル（UCL: Uncomfortable loudness level）

感音難聴患者における弁別能低下の問題

　難聴と会話音の大きさを考える場合，単純に音の大きさのみに注目して書いてきましたが，もうひとつ問題として弁別能というのがあります．会話をする場合，音が聞こえるというのも大事ですが音を区別（「あ」を「あ」と認識する）ことも重要です．オージオグラムは音の種類（周波数）と大きさ（dB）のデータをみるには最適ですが，音が聞こえることと区別できることは別の問題です．音をどのくらい区別できるかを語音弁別能といい，正常聴力の人であれば快適音の会話音であれば100％弁別することができます．伝音難聴の患者も快適音であれば100％弁別することができま

JCOPY 498-06282

すが，感音難聴の患者の一部では弁別能が低下します．例えば弁別能が80％の人だと，「こんにちは」という音を聞いても20％の音は聞こえず，たとえば「こ▲にちは」と聞こえるわけです．

　弁別能の問題は音を大きくしたら解決されるわけではありません．弁別能がどのような感じか提示するために視力と比較する場合がありますが 図4 図5[2]，視力であれば文字サイズを大きくすれば視力低下は対応できますが，弁別能は音を大きくしても区別できず，現在は治療が難しい状況です．弁別能の低下は音難聴の一部の患者で生じ，例えば70〜80歳を超えた加齢性難聴などでは顕著です．弁別能の低下した難聴患者との会話では，音情報の他の情報が相手に伝わるように，なるべく口元をみせて会話してあげてください．また弁別能が低下した方はすべての音が聞こえないため，聞こえた単語が何か判断するのに前後の会話の流れから推測していることもあります．あまり会話の話題が急にそれると話についていけないため，話題をかえて話す際には話が理解できているか気にするとよいかもしれません．また高齢者では会話音の時間分解能が低下し，早口の言葉が理解しにくいため，ゆっくり話すことが重要になります．

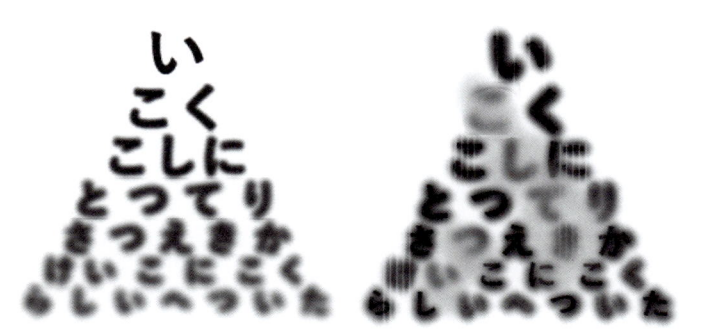

図4 **難聴を近視に例えた場合（弁別能が低下した場合）**
近視（左）の場合，小さな文字ほどぼやけて見えるが，弁別能の低下した難聴では音の大小に関わらず見えにくい音が生じる

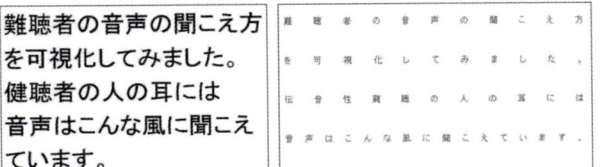

図5 難聴患者の聞こえ方（難聴患者のブログより）[2]

健聴者の聞こえ方（左），伝音難聴患者の聞こえ方（真ん中），感音難聴患者の聞こえ方（右）

Reference

1) 小原能和，立木　孝，ほか．純音気導域値と快適レベル（MCL），不快レベル（UCL）の関係について．Audiology Japan. 1989: 32: 321-2.
2) 佐々木あやみのハッピー Silent Life. http: //getnews.jp/archives/514135

＜藤原崇志＞

JCOPY 498-06282

補聴器の種類と選び方

2

Point

📢補聴器は患者本人が装用したくなったら検討を！

📢補聴器には耳掛け型，挿耳型，箱型などがあり，耳鼻科または認定補聴器専門店で相談を．

📢最高語音明瞭度が著しく低い場合には補聴器効果は限定的．

■補聴器とは？

聞こえの不自由さをどう補うかは難聴の方やその家族にとって大きな問題で，その対応として補聴器があります．補聴器はマイクで拾った音を増幅してイヤホンから出力する機器ですが，外観から耳掛け型，挿耳型，箱型と分かれます．機能的な面からは補聴器に対する患者の希望をかなえるために細かな機能があります（雑音抑制機能，指向性マイク，FM補聴器など）．

補聴器を使用する前には，まずは手術や薬物治療などで治療可能な難聴がないのかチェックする必要があり，耳鼻咽喉科へ紹介してもらえたらと思います．加齢性難聴や騒音性難聴など以前からの難聴で既に耳鼻咽喉科医による診断がなされ補聴器についても相談している場合，改めて耳鼻咽喉科の受診が必要というわけではありません．その場合は直接補聴器店にいってもらってもよいと思います．補聴器の購入については可能であれば認定補聴器専門店での購入をおすすめします（インターネットで検索できます[1]）．ただ全国にあるわけではないため，もし近くに認定補聴器専門店がないようであれば，メンテナンスや相談しやすい身近なお店をお勧めしてください．補聴器も購入してすぐは違和感が強かったりするため少しずつ補聴器を使用する生活に慣れていく必要がありますし，一度購入したあとは壊れるま

で（使い方によりますが 5 年程度）は同じものを使用することになりますから，自宅近くのお店で購入しておくとよいと思います．

　近くに耳鼻咽喉科医院や認定補聴器店があればそちらで相談できると思いますが，必ずしもそういう地域だけではないと思います．実際に診療していても遠方の方が補聴器について相談するため来院されることがあり，その際によく聞かれる質問について答えてみようと思います．

補聴器はいつ装用することを考えたらよいですか？

　補聴器を勧めるタイミングは基本的に
①本人が会話など日常生活で不便を感じるとき
②周囲の人から難聴を指摘され，周囲の人が会話などコミュニケーションで不便を感じるとき
と思います[2]．一般的には会話領域（500〜2,000 Hz）の聴力レベルが 40 dB 以上となると聞こえにくいと感じることが多くなります．補聴器については 40 dB 以上の聴力レベルの方には一応おすすめはします．ただ入歯や眼鏡のようにやっぱり補聴器を使用すると使用していないときに比べ違和感があるため，補聴器を購入したもののタンスの奥に仕舞われるケースというのは本当によくあります．そのため，本人が難聴で困っている，補聴器を使用したいと思っているタイミングがよいと思います．逆に聴力レベルが 90 dB 以上になると（どんなに大声でもコミュニケーションがとれない），補聴器では十分に聴力を得ることができないため人工内耳の適応を考えます．

補聴器はどのようなものがありますか？

　機能については細かく言い出すとキリがないと思いますが，形状から分けると大きく耳掛け型，挿耳型，箱型に分かれます　表1 [3]．
　まず補聴器を考えられる方のうち，多くの方は見た目を気にされて挿耳型（耳穴型）について聞かれることが多いです．挿耳型のメリットはなにより見た目が気にならない点です．ただ高度難聴の方には不利な点があり

表1

耳掛け型	挿耳型	箱型

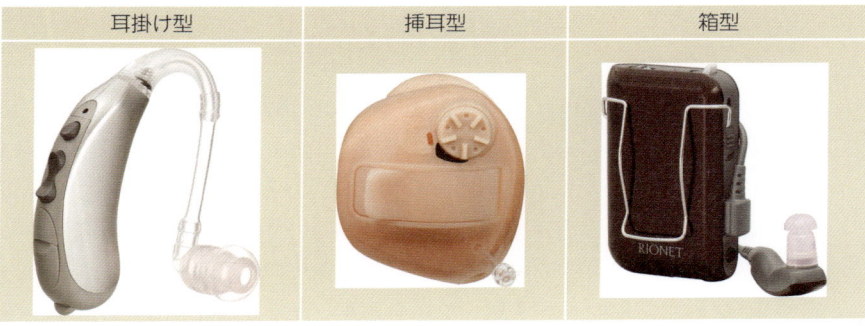

（リオン株式会社提供）

ます．補聴器自体はマイクで音を拾いイヤホンで増幅した音を出しますが，挿耳型はマイクとイヤホンが近接した形になるためハウリング（カラオケでキーンとなるやつです）が起こりやすくなります．個人的には高齢な方の場合，今後難聴が進行し，挿耳型では対応できない難聴になる場合もあり，ひとまず耳掛け型を勧めることが多いです．また高齢者で体重変化などで外耳道の形が変わり補聴器が耳の穴にフィットしなくなるといった問題もあります．耳から落ちにくいというメリットはあり，スポーツなどをされる方で軽度難聴の方には挿耳型はいいかなと思っています．実際には高齢の方で補聴器を使用しているのを回りに知られたくないため使用されている方は多いと思います．

　箱型は集音器のようなタイプです．昔は一番ポピュラーでしたが，現在では耳掛け型や挿耳型が普及するにつれ機種が減りみかけることは少なくなりました．コードやケースのひもが使用中に邪魔になったり，使用中に動くと衣擦れ音が雑音として入ったりと使用のしにくさはありますが，耳掛け型や挿耳型に比べると値段が安く，日常生活の大半を家で過ごされる方にはおすすめしています．

　耳掛け型は一番一般的なもので，基本的にはこのタイプをおすすめすることが多いです．ごくまれに耳介奇型で使用できない方もいますが，補聴器としての音の出力や，使用中の移動のしやすさなども考えるとバランスが保たれています．女性の場合に時に髪の動きを雑音としてキャッチするのが問題かもしれません．挿耳型と比べて他人から見えるのが嫌という方もいますが，最近では耳にかける部分が小さいものや，逆に見える部分をデコレーションしておしゃれにする方もいます．

　補聴器について説明してよく患者さんから驚かれることに，「聴力の良い耳に補聴器をつける」ことです．日常での会話に関わる聴力は良い耳がどれだけ聞こえるかに依存するため，より良い方の耳に補聴器をつけた方が会話はしやすくなります．例えば右耳は 40 dB，左耳は 60 dB の音が聞こえる場合，より音の聞こえる右耳に補聴器をつけて 20 dB の音が聞こえるようにし，会話がしやすいようにします．左耳に補聴器をつけて右耳 40 dB，左耳も 40 dB にしてもあまり日常会話がしやすくなるということはありません．

　ただ，良い方の耳が正常で，悪い方の耳が 40 dB 以上のために会議などで両方向から音がある場合に困るというケースもあります．例えば右耳 15 dB，左耳 40 dB などの場合，左耳に補聴器をいれて右耳 15 dB，左耳 20 dB になるようにし，両方向から会話が聞こえるようにするという場合もあります．

　左右とも同じような聴力の場合には，音を判別しやすい側の耳に補聴器を装用します．聴力検査というとヘッドフォンをつけて「ピー」と音が鳴るとボタンを押すものを想像すると思います．あの検査は「標準純音聴力検査」といいますが，標準純音聴力検査では単に音が鳴っているかどうかしかわかりません．難聴について考える際にはもう一つ，語音弁別検査という「あ」を「あ」，「か」を「か」といった風に音を区別できるかどうかを評価する検査があります．標準聴力検査では左右の耳が同じ聴力であっても，音を区別する語音弁別検査で差がある場合があり，二つの聴力検査を組み合わせて補聴器装用をする側を決めています．二つの聴力検査とも均等であれば聞き耳であるかや普段どちらの耳を使用しているか（仕事や電話などで使用する側）で決めています．

● 症例：70 代女性

　標準純音検査 図1左 では左右の耳とも 40〜50 dB の音が聞こえています．図1右 は語音弁別検査．語音弁別検査では横軸が音の大きさ，縦軸がそれぞれの大きさの音をどれだけ区別できたかを示します．左耳（×印）は 50 dB の音で聞こえ始め，60 dB の音だと音の 80％ が区別でき，70〜80 dB の音だと 90％ の音を区別できていることがわかります．逆に右耳（○印）は 60 dB の音で聞こえ始めるものの，一番音を区別できる 80 dB

の音でさえ 75％しか区別できていません．この方だと標準純音聴力検査では聴力に左右差はほとんどないものの，語音弁別能で差があるため，左耳に補聴器をつけた方が会話はしやすくなります．

　一般的に語音弁別能は 70％程度あれば会話にそこまで支障はないです．60〜70 代まではあまり弁別能が下がることはないですが，80 歳を越えると弁別能に支障がある方によく会います．

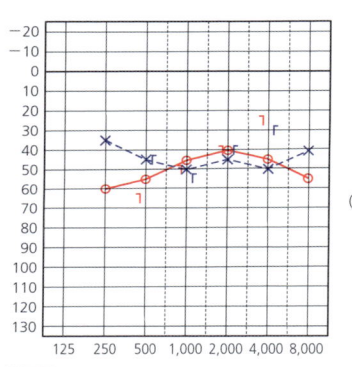 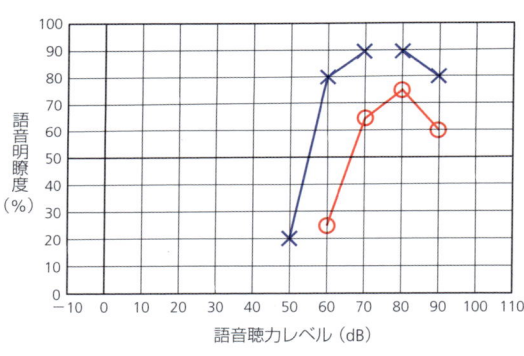

図1 症例 1

補聴器は両耳につけた方がよいですか？ 認知症になるって本当ですか？

　両側難聴の方から両耳に補聴器を使用したほうがよいか相談に来られることがありますが，個人的には両側につけてもよいと思いますし，片側でもよいと思います．一番は患者さんの目的次第ですね．補聴器を両側につけると音の方向がわかるというメリットはあると思います．両側の方が片側使用よりも音がより聞きやすくなるというメリットがありますが，片方使用に比べて劇的に聞き取りやすさが改善するかというと難しいです．特に聴力に左右差がある場合，片側使用では聴力の良い耳に使用しており，聴力の悪い耳に補聴器を追加しても聞き取りやすさはあまり変わらないと思います．補聴器自体が数万〜数十万円しますし 5 年で買い換えが必要になります．費用にあった効果と思えば購入をおすすめしますし，患者さんがためらわれるなら無理に両側で使用する必要はないと思います．

　また補聴器を両側で使用したいといわれる患者さんが両側にこだわる理

由として，「片側しか補聴器を使用しないと脳に入る音が半分になって認知症がすすむんじゃないか？」と言われる方もいました．難聴と認知症の関連についてはいくつかの研究がありテレビなどでも取り上げられていることもあり，外来で時々その関連について聞かれることがあります．現時点ではっきりしているのは難聴のある人は難聴のない人に比べて認知症になりやすい（Hazard ratio: 1.30 [95% CI: 1.14-1.49]）ということです[4]．ただ現時点では難聴が認知症の発症リスクであることがわかっているものの，補聴器を使用したら認知症の発症をおさえられるかどうかはわかっていません[5]．「聴力低下をきたすと他者とのコミュニケーションに障害が生じ，社会的に引きこもりがちになり，社会参加・活発な精神活動が阻害され認知症が進む．だから補聴器を使用すると社会的孤立もなくなり認知症も進まない」と言われると，そうかなという気もしてきますが，現時点では確固たる根拠もないので，患者さんには「認知症には悪くはないですし，もし片方補聴器を使ってみて満足したら両方使用を考えたらいいですよ」くらいに控えめにお伝えしています．

補聴器はインターネットでも購入可能でしょうか？ 集音器はどうでしょうか？

　最近ではインターネットやテレビショッピングで補聴器を販売するケースもあります．通常，補聴器は個人の聴力にあわせて音を調整してくれます．例えば低音域は聴力が保たれているが，高音域の聴力は悪くなっている方であれば，高音域に焦点をあてて補聴器のボリュームを調整してくれます．この調整は一度きりでなく，何度か必要になりますが，インターネットやテレビショッピングではこの作業ができないため，こういった媒介を通じた購入は避けた方がよいと思います．

　集音器の使用はどうでしょうか？　と聞かれる方がいます．補聴器だと店舗によっては使用感を試せる場合があるのに対し，集音器だと購入しないと試せない点がネックですが，個人的には選択肢としてよいかなと思います[6]．補聴器に比べると周波数別（音域別）に音の調整ができないのが難点ですが，集音器を使用して会話がスムーズになるならよいと思います．自分自身が外来で集音器について聞かれた場合は，聴力検査の結果をみて低音～高音域まで均等に聴力が悪ければ集音器の購入でもよいのでは

とおすすめし，ある特定周波数が悪いような場合は難しいかもしれません
とお伝えしています．

補聴器使用中に注意することはありますか？

　補聴器使用中のトラブルとしては，耳の中に異物を常に入れた状態のために外耳炎になったり，耳垢を奥に押し込んで耳垢栓塞になってしまったりというケースがあります．外耳炎がひどく耳漏もあるようなケースでは補聴器の使用を一時やめるのも選択肢ですが，そうすると日常生活の支障が大きいため，局所抗菌薬質投与（タリビット® 点耳など）を使用しながら補聴器の使用時間をなるべく少なくしてもらうなどの対応をしています．外耳道の発赤のみであればリンデロン® 点耳を試しに使うこともあります．注意が必要なのは似たような名前のリンデロン A は内耳障害をきたすアミノグリコシドを含んだ薬剤ですので，決して点耳に使用しないでください（鼓膜に穴がなければ鼓室内に薬剤は到達せず内耳障害がくることはないと思いますが，万が一があるため）．

　もう少し補聴器について詳しく知りたいという患者さんがいれば，一般向けの本をおすすめしてあげてください[3]．

Reference
1) 認定補聴器専門店認定システム https://www5.techno-aids.or.jp/shop/search.php
2) 岩崎　聡．補聴器の適合．日本耳鼻咽喉科学会雑誌．2012: 115: 978-81.
3) 関谷芳正．よくわかる補聴器選び 2017 年版（ヤエスメディアムック 506）．東京: 八重洲出版; 2016.
4) Su P, Hsu CC, Lin HC, et al. Age-related hearing loss and dementia: a 10-year national population-based study. Eur Arch Otorhinolaryngol. 2017; 274: 2327-34.
5) Dawes P, Emsley R, Cruickshanks KJ, et al. Hearing loss and cognition: the role of hearing AIDS, social isolation and depression. PLoS One. 2015; 10: e0119616.
6) Reed NS, Betz J, Kendig N, et al. Personal Sound Amplification Products vs a Conventional Hearing Aid for Speech Understanding in Noise. JAMA. 2017; 318: 89-90.

＜藤原崇志＞

嚥下障害と診断された場合, どうしたらよいですか？

3

- まずは, 誤嚥がどのタイミングで起きているか, 考える. 必要があれば評価を専門科に依頼する.
- 嚥下障害が疑われている場合には通常の内服方法は難しい場合が多く, 形態変更などで対応が必要.
- 嚥下障害の治療には安静や絶飲食は逆効果となる場合がある. サルコペニアの概念を理解する.

　実際に, 嚥下障害と診断されていなくても, X 線や CT を見て誤嚥性肺炎疑いで治療が必要となることがあります. そういった場合にどのように対応するべきか, 適切に対応することが重要です. 近年, サルコペニアという言葉を耳にすることが増えたと思いますが, 身体機能以外に嚥下障害にも重要な概念ですので日常診療で役立てるようによく理解しておくことがポイントです.

誤嚥性肺炎でとりあえず絶飲食に, でも内服は経口で継続したいのですが？

　誤嚥性肺炎の診断で入院となった患者さんに対して出されている指示のなかで,「とりあえず絶飲食」,「内服はそのまま継続」といったものをよくみかけます. 昨日まで経口摂取はできていた患者さんだし, トロミをつければ薬は飲めるのでは？　と思って出された指示だと思います. でも自分の出した指示を良く考えてみてください. すごく矛盾していませんか？

JCOPY 498-06282

誤嚥しているから絶飲食にしたのに内服は問題なく可能だと思う…，ってなんの根拠もありませんよね.

その考え方の根源は，食事で誤嚥したのか，または逆流物や唾液などを不顕性誤嚥したのかなど，誤嚥の原因について興味がないからだと思います. 前述の質問紙法では，食事の際の顕性誤嚥や唾液や逆流物の不顕性誤嚥などを踏まえて嚥下機能低下などを検出できるように質問内容に工夫がされており，実際に質問票のチェック項目で推測することも可能です. いわゆる加齢性変化での嚥下機能低下だとしても，どういう場面で誤嚥しているのかしっかり考える習慣をつけておいたほうがよいと思います. そのうえで必要な検査があれば精査する，という思考回路が重要です. 肺炎を疑えば X 線や採血検査を行いますよね? それと同様に，嚥下障害を疑っていて質問紙表などのスクリーニングツールを用いて嚥下障害と診断できれば，嚥下内視鏡検査や嚥下造影検査など詳しい評価ができる専門科へ紹介する，または言語聴覚士に相談をする，といった流れが生まれて，不必要に絶飲食となることは減ってくるのではないでしょうか.

また，まれではありますが脳梗塞や下咽頭癌や食道癌などの腫瘍性病変による通過障害で嚥下障害をきたしている場合もありますので，嚥下障害と診断されればやはり原因を精査することをお勧めします.

薬が内服できない場合はどうすればよいですか?

多数の既往がある嚥下障害の患者さんはどうしても内服が必要となってきます. 固形物などの経口摂取がある程度できると判断されている場合はそのままの形態でも良いかと思いますが，薬を飲み込むときに引っかかる感じがあるなどの訴えがある場合は注意が必要です. その場合は，まずは錠剤の大きさを小さいものへの変更や，ドライシロップや口腔内崩壊錠への変更，外用薬や坐薬などに変更が可能かどうかなど考慮する必要があると思います[1]. または服用回数の少ないものに変更が可能かどうかなど，検討できることは多いです. それでも訴えが続くようなことがあれば，実際に嚥下内視鏡検査のように咽頭を確認しながら錠剤を内服してもらうことで，残留の有無や除去の方法などを検討することも可能です **図1**. 注意点としては，口腔内崩壊錠は重度嚥下障害の患者さんにとっては溶けた錠剤が口腔咽頭に残留してしまう恐れがあり有効でない場合があります[2].

水分でムセを認める患者さんに，食事のときにトロミを付けるように指示をしていても，錠剤はトロミのない水分で内服といった指示も時折見られます．内服時にも水分のトロミを付けるようにしましょう．

　また，訓練レベルでトロミ水が何とか飲める程度の嚥下機能である場合，簡易懸濁法が有効である場合があります．簡易懸濁法とは錠剤粉砕や脱カプセルをせずに，錠剤・カプセル剤をそのまま温湯（55℃）に崩壊懸濁させて，経鼻胃管，胃瘻，腸瘻から経管投与する方法です[3]．当初は錠剤を経管投与するために開発された方法ですが，最近は内服時にも応用されています．簡易懸濁法で崩壊させた薬剤の懸濁液にトロミ剤をつけて内服してもらいます．間接訓練レベルの嚥下機能の場合は残念ながら経口での内服は難しいので，経鼻胃管などを用いて投与するほかはありません．

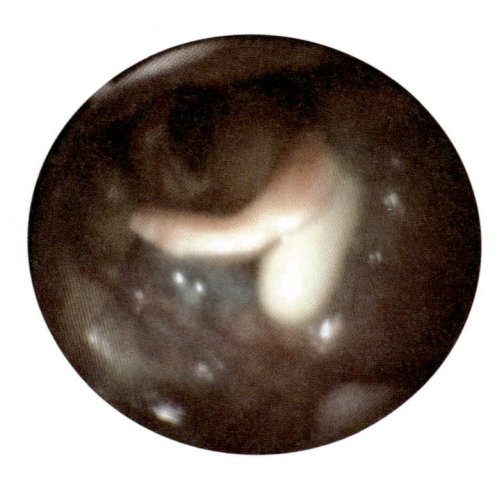

図1 喉頭蓋谷に錠剤が残留している様子

嚥下障害は加齢性変化，と言ってもよいですか？

　よくわからない病態を診たときに何でも「高齢だから」と言ってしまえば楽かもしれません．実際に90歳以上でも3食経口摂取が行えている人は多くいるわけで，「高齢だから」ですべて説明が可能とは限りません．いわゆる加齢性変化と呼ばれる状態について，最近提唱されている概念について紹介します．

　加齢に伴って生じる機能的な予備能力の低下（恒常性維持機能の低下）

JCOPY 498-06282

により，健康障害や自律機能障害をきたしやすい状態をフレイルといいます[4]．また，進行する全身性の骨格筋量減少と筋力低下によって特徴づけられる症候群で，身体障害や生活の質（quality of life: QOL）の低下，死などの有害な転機となるリスクを伴うものをサルコペニアといいます．診断基準としては筋肉量の低下に筋力の低下もしくは身体機能の低下が伴うことですが，診断基準やガイドラインについては現在検討が進められているところです．2010年に欧州の老年医学や栄養学などの学会を中心としたワーキンググループ（European Working Group on Sarcopenia in Older People: EWGSOP）が初めてサルコペニアの定義や診断基準に関して提案しました．EWGSOPにおいて，サルコペニアとは年齢以外に原因がない原発性サルコペニアと，疾患や栄養，活動性に関連して生じる二次性サルコペニアと分類されています[5]．この考えから派生して，加齢によるサルコペニア（原発性のサルコペニア）から，低栄養・誤嚥性肺炎など疾患からの侵襲による二次性サルコペニアを合併し，結果的に生じた嚥下障害をサルコペニアの嚥下障害と定義されるようになりました．日常診療で，今までは自宅で3食自力摂取できていた少し痩せ型の高齢者が一度肺炎や大腿骨骨折などに罹患して入院した結果，重度の嚥下障害をきたして経口摂取が困難となった，なんて症例はたまに経験するのではないでしょうか．こういった患者さんは，もともとフレイルの状態で二次性のサルコペニアを生じて嚥下障害をきたした可能性を考えます．こういった患者さんを治療するために，栄養管理などが重要となってきます．

とりあえず絶飲食，の弊害

　サルコペニアの対応は原因別に行う必要があります．加齢のみが原因である原発性サルコペニアに関しては，レジスタンストレーニングやたんぱく質や分岐鎖アミノ酸（BCAA）の摂取などが有効です．低活動，低栄養が原因の二次性サルコペニアに関しては不要な安静や禁食を避け，適切に栄養管理を行うことや，少しでも早く離床や経口摂取を行いつつリハビリを行うことが有効です[6]．とりあえず絶飲食と安静という指示で二次性サルコペニアを生み出してしまうかもしれません．適切に嚥下機能を評価して少量でも経口摂取が可能であれば継続すること，経口摂取のめどが立たなければ一時的でもよいので経管栄養を導入することで栄養状態の改善に

努めることなどを心がけてください.

Reference

1) 三浦宏子, 苅安　誠. 錠剤の大きさが虚弱高齢者の服用に与える影響. 日本老年医学会雑誌. 2007; 44: 627-33.
2) 馬木良文, 野﨑園子, 杉下周平, 他. 口腔内崩壊錠は摂食・嚥下障害患者にとって内服しやすい錠形か？　臨床神経学. 2009; 49: 90-5.
3) 倉田なおみ, 石田志朗. 簡易懸濁法マニュアル. 東京: じほう; 2017.
4) 佐竹昭介. フレイルのスクリーニング. MB Med Reha. 2014; 170: 6-14.
5) Cruz-Jentoft AJ, Baeyens JP, Bauer JM, et al. Sarcopenia: European consensus on definition and diagnosis: Report of the European Working Group on Sarcopenia in Older People. Age Ageing. 2010; 39: 412-23.
6) Yoshimura Y, Uchida K, Jeong S, et al. Effects of nutritional supplements on muscle mass and activities of daily living in elderly rehabilitation patients with decreased muscle mass: a randomized controlled trial. J Nutr Health Aging. 2016; 20: 185-91.

＜岩永　健＞

JCOPY 498-06282

頸部リンパ節エコーの診かた

4

Point

🔶 Cystic 変化/内腔壊死，被膜の形態損傷があれば悪性腫瘍の転移，結核性リンパ節炎を疑う．

　頸部リンパ節腫脹は日常診療でよく遭遇する所見です．どこが腫れているのか，腫れの程度はどのくらいかといった情報を身体所見でとると思いますが，エコープローベをあてればより多くの情報を得ることができます．頸部は体表から近く，エコーをあてて所見をとるのも容易であり，ぜひ活用してみて下さい．

リンパ節の超音波診断

　　リンパ節は全身に存在しますが，特に頸部は体表でかつ範囲が広いことからリンパ節の評価が容易な部位です．リンパ節腫大は上気道感染など炎症性疾患への反応性変化（反応性腫大），悪性腫瘍の転移，そのほかにもリンパ増殖性疾患などさまざまな疾患でみられます．原因疾患を鑑別する際に病歴や身体所見，そのほかに侵襲性の低い血液検査などから原因疾患を探していくことになりますが，エコーによる頸部リンパ節の評価もさまざまな情報が含まれます．

正常リンパ節

　　通常，正常リンパ節はやや扁平で楕円形で均一な低エコーを示し，境界

明瞭で辺縁で平滑です．またリンパ門および髄質性分に相当する柵状の高エコー領域（central echogenic hilus: CEH）が辺縁部から中心部にむかってみられます 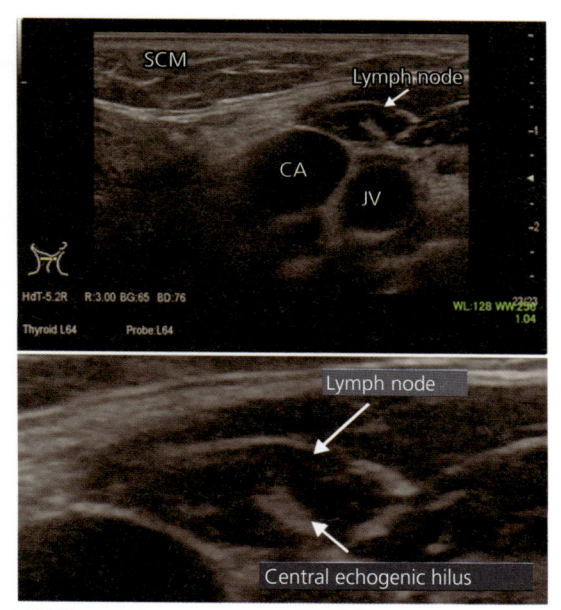図1．CEH は正常のリンパ節であれば8〜9割はみられますが，小さなリンパ節であればはっきりと確認できない場合もあります．

図1 軽度腫大したリンパ節（反応性腫大）内部に CEH を認める

図2 も 図1 と同様，正常〜軽度腫大したリンパ節です．正常だと小さすぎて画像としてわかりにくいため反応性腫大したリンパ節を画像として選んでいます．通常，反応性腫大のリンパ節では長軸は通常 1〜2 cm 程度までになります．厚みも正常か悪性腫瘍の転移か判断する基準の一つになり，頭頸部癌がある患者の場合，6 mm 以下であれば転移の可能性は低く，厚みがあればあるほど転移の可能性が高いといわれます．ただ明白なカットオフ値があるわけではない点と，部位によって正常の厚みが異なる点は注意が必要です．特に顎下部リンパ節ではもともと厚みが 6 mm 以上のものがあるため注意が必要です．厚みと似たような指標として厚み/長軸の比が 0.6 以上というのも一つの指標ですが，厚みと同様に明確なカットオ

JCOPY 498-06282

フ値ではなく，また顎下部などでは厚み/長軸比が0.6程度のリンパ節は時々みかけます．

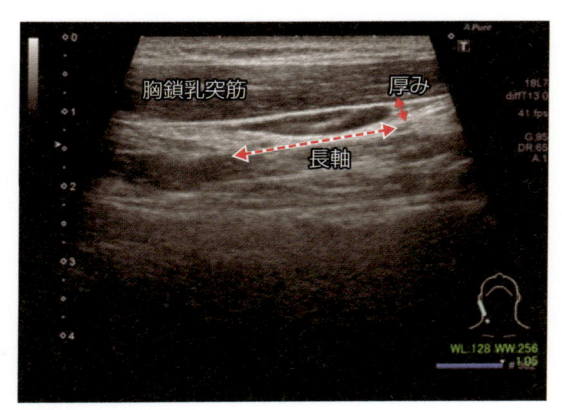

図2 正常リンパ節

　リンパ節のエコー像ではサイズ（厚み），縦横比，CEHの有無が反応性リンパ節腫大とそれ以外（悪性腫瘍の転移など）の区別をする際に参考になります．これらの指標の検査特性は報告によってまちまちですが，感度特異度はそれぞれ7～8割程度です．そのほかに有用な指標として嚢胞性変化や内腔壊死，リンパ節の辺縁不正があります．感度は必ずしも高くないですが，特異度は高く非常に有用です．実際の症例を提示しながらみていきます．

悪性腫瘍の転移 図3

　通常，リンパ節は輸入リンパ管，CEHを中心に放射状に血管の走向が観察されます．悪性腫瘍の転移では，リンパ流に乗ってきた腫瘍細胞がリンパ節内の一部に定着し，徐々に増大してきます．そうするとリンパ節内で全体的に血流がみえていたものが，一部のみ観察されるようになります．もちろん，リンパ節内の血流をエコーですべて描出することができるわけではないため，リンパ節内の血流が一部にかたよっているからといって，すぐに悪性腫瘍の転移といいきれるわけではありませんが，リンパ節内血流は重要な所見の一つです．

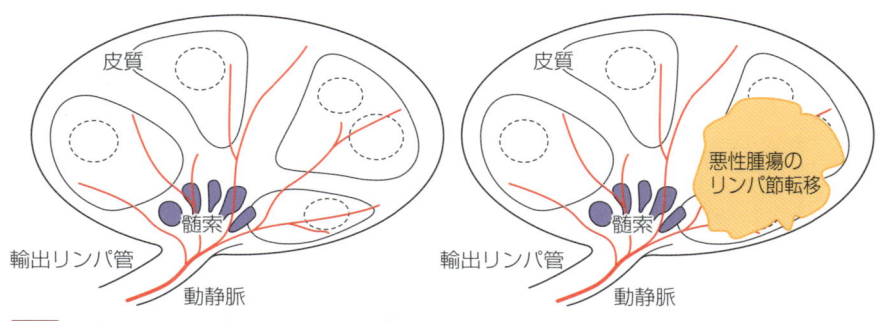

図3 正常リンパ節（左）とリンパ節転移（右）

この方 図4 は 10 年前に乳癌の既往歴のある方で 1 カ月前から徐々に増大する右顎下部の腫瘤のため受診された方です．エコーでは中心に CEH 様にもみえる高エコー領域はあるものの CEH もリンパ節が大きいわりにはっきりせず，またドップラーでもリンパ節内に血流は認めませんでした．穿刺吸引細胞診や以後の検査で乳癌の頸部リンパ節転移の診断となりました．このように腫瘍がリンパ節内を全て置換するとリンパ節内の血流がみられなくなり，また内部構造が喪失し，単なる低エコー像となります．

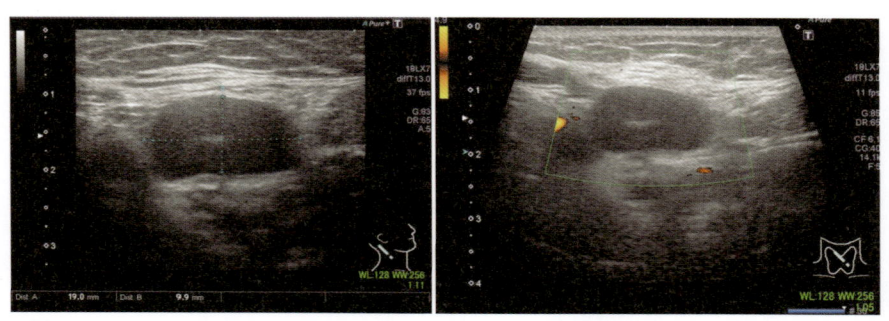

図4 70 代女性，乳癌（adeno carcinoma）頸部リンパ節転移

この方 図5 は，リンパ節内の悪性腫瘍の転移がもっと進行し，リンパ節内が悪性腫瘍に置換されたのちに，内腔壊死まで生じたエコー像，患者さんです．もともと血液腫瘍のために抗癌剤治療で neutropenia になっていた方で，1～2週前から首がはれて改善しないために耳鼻科に紹介されました．エコーでは右上頸部に腫大したリンパ節を認め，境界明瞭なものの内部嚢胞性変化を認めています．頸部リンパ節以外に発熱もあったために，好中球減少に伴う何かしらの感染も鑑別にあがりましたが，リンパ節内の内腔壊死もあり頭頸部癌の転移などを除するため穿刺吸引細胞診を行い扁平上皮癌の転移と診断され，後日，下咽頭癌がみつかりました．

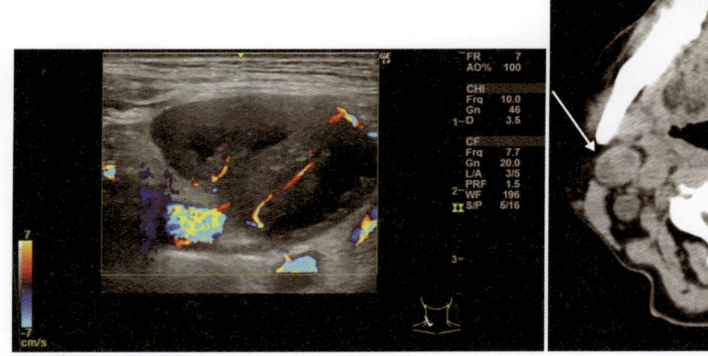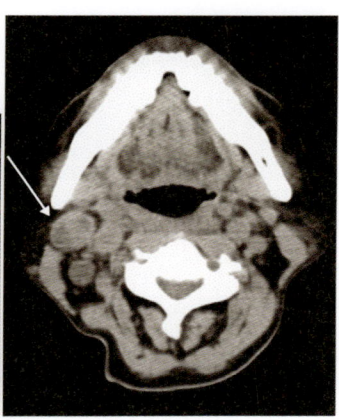

図5 60代男性，下咽頭癌（squamous cell carcinoma）頸部リンパ節転移
嚢胞性変化をともなうエコー像（左）とCT像（右）

　発熱や血液検査での好中球減少があったことから感染症に伴うものを鑑別診断の上位に考えていましたが，改めてエコーをみればリンパ節が嚢胞性変化をきたす感染症はほとんどないですし（結核性リンパ節炎や，化膿性リンパ節炎に伴うリンパ節内膿瘍形成などが例外），嚢胞性変化を伴うエコー像からは細胞診などを行う前に悪性腫瘍の転移をまず疑い，咽頭喉頭ファイバーなどで診断ができたケースでした．

　悪性腫瘍のリンパ節転移では，ある程度のサイズまでリンパ節が増大すると，リンパ節内で増殖した腫瘍自体によって腫瘍自体が圧迫されて壊死性変化をきたします．造影 MRI/CT でも観察できることがほとんどですが，内腔壊死があれば悪性腫瘍の転移，もしくは結核性リンパ節炎を疑う

ことができます.

この方 図6 は喉頭癌リンパ節転移の方です. 頸部リンパ節は境界は明瞭なものの厚み/長径比が高く丸っとした形でした. 内部は高エコーと低エコーがまざり CEH は観察できず, ドップラーでは血流が辺縁に偏ったような状態でした. 喉頭全摘＋頸部リンパ節郭清術を行いましたが, やはり喉頭癌のリンパ節転移でした.

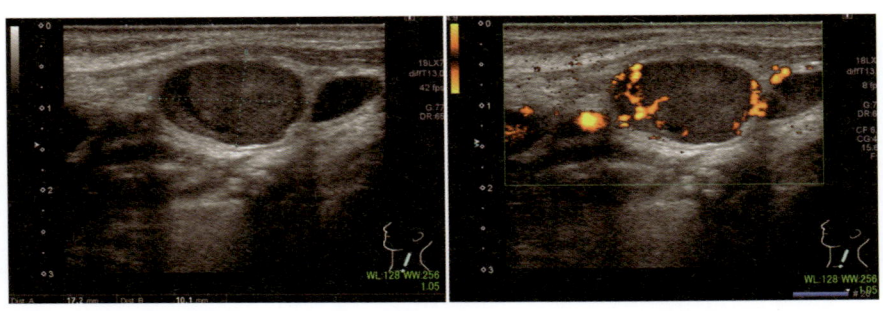

図6 70代男性, 喉頭癌（squamous cell carcinoma）頸部リンパ節転移

悪性腫瘍のリンパ節転移は, リンパ節内で腫瘍が充満してくると, ついにはリンパ節の被膜から悪性腫瘍が突出します. この方のエコーはその様子ですが, エコーでは辺縁不正なよくわからない低エコー像に一部高エコー像がまじったような形です. リンパ節転移もここまでくると臨床所見ではリンパ節ががちがちに硬く可動性のないリンパ節になっています. このように悪性腫瘍のリンパ節転移は, 転移したリンパ節内の状況次第で画像上変化していきます.

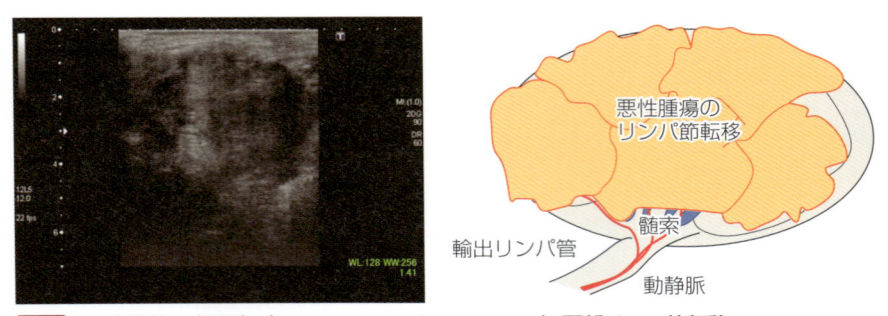

図7 60代男性, 喉頭癌（Squamous cell carcinoma）頸部リンパ節転移

JCOPY 498-06282

内腔壊死や辺縁不正/リンパ節外浸潤は正常もしくは反応性リンパ節腫大では観察することはまずありませんが，ほかに特徴的な所見として石灰化病変も特異な所見です．石灰化は甲状腺癌（乳頭癌，髄様癌）のほかに結核性リンパ節炎などで認めます．この方 図8 は甲状腺乳頭癌，頸部リンパ節転移の方で，リンパ節内の構造が不正になり，辺縁も不正でリンパ節内に石灰化を認めました．甲状腺全摘ならびに頸部郭清術を行い，術後病理でこのリンパ節はやはり甲状腺癌の転移でした．

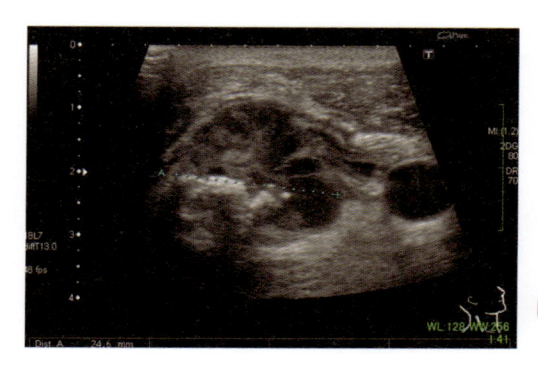

図8 60代男性，甲状腺乳頭癌，頸部リンパ節転移

結核性リンパ節炎

　悪性腫瘍のエコー像はいくつかまとまった報告があるのですが，結核性リンパ節炎のエコー像についてまとまった報告はあまりありません．結核自体は頻度はある程度あるもののリンパ節主体で発症することがないためかもしれません．初期の時点では数個の可動性のある無痛性のリンパ節腫脹からはじまり，徐々にリンパ節腫脹が強くなると疼痛が生じ，リンパ節同士が癒合したりリンパ節内が乾酪壊死しリンパ節内融解壊死がエコー上でみえるようになります．放っておくと皮膚と交通し自壊しますが，多くは疼痛が生じた時点で来院されます．

　エコー所見では初期の時点では内部構造が不明瞭となり，CEH が観察できなくなります．感染性疾患のためかリンパ節腫大は散在し，CEH が観察できないサイズの異なるリンパ節がエコー上認められます．

　その後，進行してくると被膜が破壊され，また内腔壊死が生じます

図9．悪性腫瘍の内腔壊死の場合，中心が圧排され壊死するのか，中心が壊死しその周りに残ったリンパ節が認められますが，結核性リンパ節の場合は内部が乱雑になっていて high echoic な部分と low echoic な部分がぐちゃぐちゃになるケースもあります **図10**．日常診療ではよくわからない構造が変なリンパ節をみたら，まずは結核が思い浮かびます．結核性リンパ節炎では穿刺吸引などで排液を培養し診断することもありますが，それでは診断がつかずに生検を要する場合もあります．

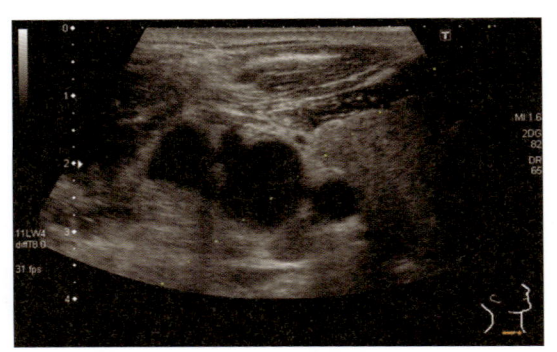

図9 辺縁不正,内腔の囊胞性変化を伴った結核性リンパ節炎

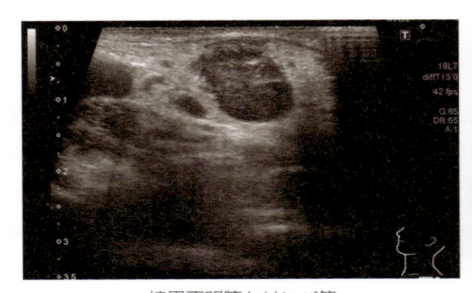

境界不明瞭なリンパ節

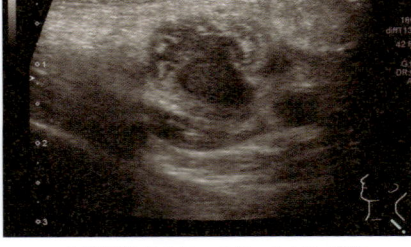

内部構造がぐちゃぐちゃなリンパ節

図10 結核性リンパ節炎

JCOPY 498-06282

悪性リンパ腫

　両頸部に大小さまざまなリンパ節を認めることが多いです．病歴から疑われることが多いと思いますが，上気道感染にしてはリンパ節が上頸部以外にも散在すること，片側に偏る悪性腫瘍の転移に比して両側に生じることなどから鑑別をあげます．

　印象としては正常リンパ節に比べるとやや低エコー像になります．悪性腫瘍のリンパ節転移に比べると内部構造が保たれていることが多く，リンパ節外への進展（境界不明瞭）はほとんど認めません．リンパ節がとても大きい割に内部構造が保たれていて，かつ低エコー像な場合に鑑別にあがります **図11** ．

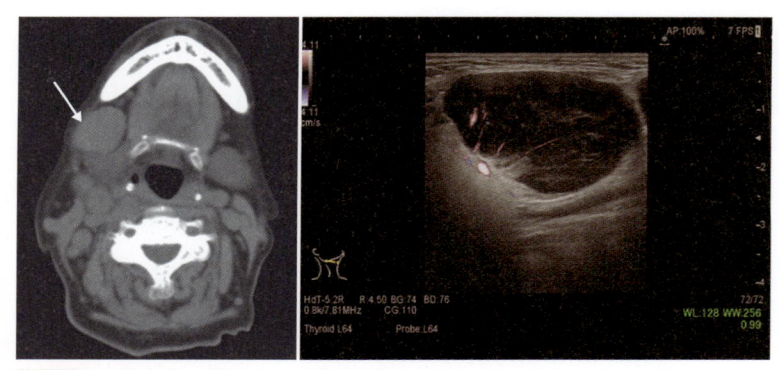

図11 80代女性，悪性リンパ腫（Diffuse large B cell lymphoma）
3週間前から右上頸部の腫大を自覚し受診．CTでは右顎下部に頸部リンパ節腫大を認める（矢印）．エコー像ではサイズが大きいものの辺縁は明瞭で内部構造が保たれ，リンパ節内の血流も保持されている．穿刺吸引細胞診および針生検で悪性リンパ腫の診断となった．

Castleman's disease 図12

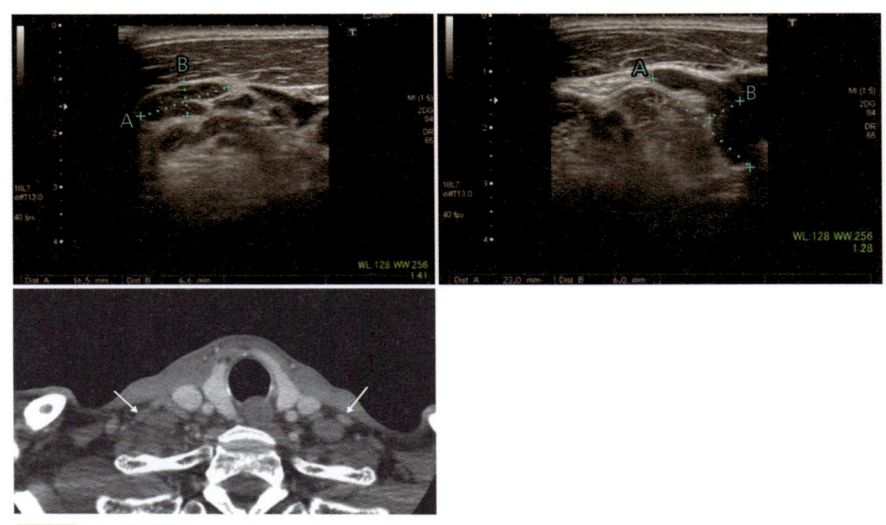

図12 60代男性，Castleman's disease

嗄声の精査でCT，エコーを行った際に両頸部にリンパ節腫大を指摘された（矢印）．数週たっても消失しないリンパ節が，両側の上頸部～下頸部にかけて散在していた．CEHが保たれているため悪性腫瘍の転移は否定的で，リンパ節生検でCastleman's diseaseの診断となった．

リンパ節の組織評価は何がありますか？どういう選択をしたらよいですか？

　　リンパ節の中でも頸部リンパ節は体表に近いため組織学的検査が比較的容易です．組織学的検査には以下のような選択肢があります．

・穿刺吸引細胞診

・針生検

・手術による生検

　施設によってどの方法が選択できるかはわかりませんが，以下のような違いがあります．基本的には針生検でほとんどの診断が可能です．

　　多くの耳鼻咽喉科は針生検の前に穿刺吸引細胞診を行います．穿刺吸引細胞診では十分に診断がつかず針生検を要することは多いのになぜ穿刺吸引細胞診を行うのか？　穿刺吸引細胞診を行う間に時間がたち診断までに

JCOPY 498-06282

表1

穿刺吸引細胞診　FNA (Fine needle aspiration)	針生検	手術による生検
エコー下にリンパ節を描出し 22 G 針などで吸引（19 G など で施行することもあり）	エコー下にリンパ節を描出し， 針生検用の 19 G 針などで生検 （腎生検や肝生検などに類似）	皮膚切開しリンパ節を摘出
細胞の情報のみであり，精度は 施設の体制（検査技師・病理） に依存する．施設によってはほ とんど情報が得られないことも． リンパ節か悪性腫瘍の転移かの 判別に使用．壊死性リンパ節炎 かリンパ腫かの判断の参考ぐら いにはなる．	組織生検でありかなり正確な診 断が可能．複数回生検を行え ば，染色体検査なども可（1 回 目：ホルマリン検体，2 回目： 染色体検査など）	針生検では数 mm の検体 であり，1 cm ブロックな ど大きな検体が採取でき る．リンパ腫の治療前評価 などにしよう．

　余計な時間がかかるのでは？　というのはよくある質問です．この理由 は，もし頭頸部癌（扁平上皮癌）の場合，針生検によってリンパ節被膜が 一部欠け，腫瘍細胞が頸部に播種する可能性があるからです．

　頭頸部癌のリンパ節転移の場合，被膜が温存されているかどうかで予後 が異なることがわかっています．実際，頭頸部癌のリンパ節転移は手術（リ ンパ節郭清術）を行いますが，転移リンパ節の被膜が温存されていれば手 術のみの治療となる一方で，もし被膜が温存されていない場合（被膜外浸 潤），予後不良のため手術に加えて追加治療（放射線治療など）を行うこと が一般的です．

　穿刺吸引細胞診でも播種の可能性はあるのでは？　針生検だと本当に腫 瘍が播種するのか？　どのくらい予後が変わるのか？　というのはよくわ かっていないのですが，頭頸部癌の診療する身としては，できれば悪性腫 瘍が除外できていないリンパ節腫大では，まずは針生検の前に必ず穿刺吸 引細胞診を行い悪性腫瘍を除外したいと思っています．

　もちろん，明らかにリンパ腫が疑われ治療を急ぐ場合に悠長に穿刺吸引 細胞診をやっていられない（結果に 1 週間ぐらいかかることもある）とい うこともあります．実際に穿刺吸引細胞診を行わずに生検を行ったことも あります．ただ一方で 1 年以上前から頸部腫大があると訴えられて来院さ れた患者さんで，頭頸部癌の経過としては非典型的のため穿刺吸引細胞診 を行わずに生検を行った患者で扁平上皮癌とわかった苦い経験もあります．

　頸部リンパ節の組織学的評価（細胞診・生検）を行う場合には，悪性腫

瘍の可能性がどのくらいあるのか，治療を急がないといけないのかの 2 点を念頭に耳鼻科に相談してもらえると上手くいくように思います．

Reference

1) 岩田政広，河合直之，笠木寛治，他．甲状腺・頸部の超音波診断．京都：金芳堂；2012.
2) 永野広海，吉福孝介，黒野祐一，他．結核性頸部リンパ節炎の 3 症例．耳展．2007: 50: 222-9.
3) Furukawa MK, Furukawa M. Diagnosis of lymph node metastases of head and neck cancer and evaluation of effects of chemoradiotherapy using ultrasonography. Int J Clin Oncol. 2010; 15: 23-32.
4) Ying M, Bhatia KS, Lee YP, et al. Review of ultrasonography of malignant neck nodes: greyscale, Doppler, contrast enhancement and elastography. Cancer Imaging. 2014; 13: 658-69.

<藤原崇志＞

気管切開の適応とカニューレの種類とトラブル

5

Point

- 気管切開は上気道狭搾，長期挿管で行う．気管切開を行うと嚥下機能は低下する．
- カニューレはカフのありなし，側孔ありなしで区別される．

　気管切開は特定の診療科に関わらず縁のある耳鼻科の手術です．集中治療科や麻酔科などでなければそれほど多く関わることはないと思います．あまり接点がないため，耳鼻科医がどんなことを考えながら気管切開を行うのか，またどのようなカニューレがあり管理するのかここではみていきます．

気管切開の適応は？

▶上気道狭搾（適応）

　気管切開の目的はさまざまですが，喉頭蓋炎や頸部膿瘍，顔面外傷などのように上気道狭搾（口腔～喉頭レベルの狭窄）をきたした場合はよい適応になります．

▶集中治療室などで長期挿管の場合（適応）

　集中治療室で長期挿管の場合，気管挿管の期間が延びるにつれ人工呼吸器関連肺炎のリスクが上がるため，気管切開の適応となります．

▶誤嚥が強く肺炎を生じる可能性が高いとき（要相談）

　時々，誤嚥が強く肺炎を生じる可能性が高いときに気管切開の適応があるかどうか相談をうけます．気管カニューレの中にはカフがついたものがあり，誤嚥した唾液や食塊が気管に入るのを防いでくれます．しかし気管切開をするとカフ圧によって気管の奥の食道が圧排され食塊が通りにくくなったり，気管カニューレがあると嚥下運動の際に喉頭がうまく挙上できなくなったりと，嚥下機能は低下します．

　神経変性疾患などによる一過性の嚥下障害でなければ，誤嚥が強い場合に気管切開をすると永久的に気管切開から離脱できないため，誤嚥のために気管切開をする場合は気道と食道を完全に二つに分けてしまう喉頭気管分離術などを行います．

気管カニューレの種類

▶カフありカニューレ 図1

　カニューレの先端に気管挿管チューブと同様にカフがついているものです．カフがついていることで陽圧換気（人工呼吸）を行うことができます．またカフがあることによって嚥下障害のある患者では，たとえ気管に唾液などが流れ込んでもカフが気管に流れるのを防いでくれます．カフあり気管カニューレによってはカフ上にたまった分泌物を吸引する管がついているものもあります．

▶カフなしカニューレ（側孔あり/なし） 図2

　カフありと比べカフのないタイプです．種類がいくつかあって，単にカフありカニューレからカフがなくなったものや，スピーチバルブ/側孔があり発声できるものまであります．スピーチバルブ/側孔があるものは発声が可能なためにスピーチカニューレとも呼ばれます．スピーチバルブ/側孔を使うと吸気は気管切開孔がら空気は入りますが，呼気は肺から口に抜けるため，発声ができ，またこの呼気が気管に流れ込んだ分泌物を咽頭に押し出すメリットもあります．

JCOPY 498-06282

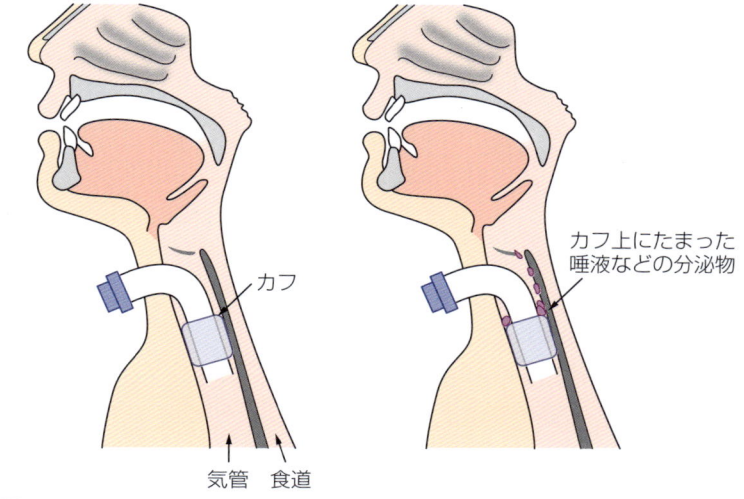

カフ

カフ上にたまった
唾液などの分泌物

気管　食道

図1 カフありカニューレ

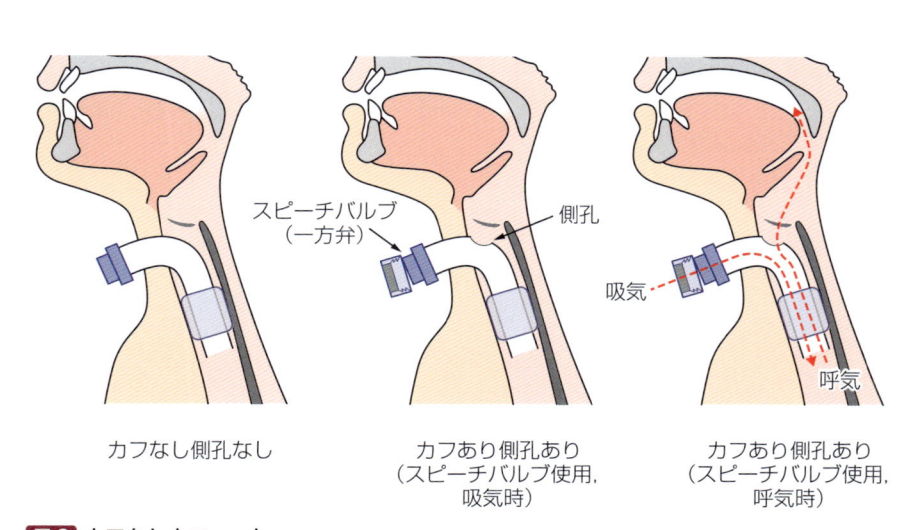

スピーチバルブ
（一方弁）

側孔

吸気

呼気

カフなし側孔なし

カフあり側孔あり
（スピーチバルブ使用,
吸気時）

カフあり側孔あり
（スピーチバルブ使用,
呼気時）

図2 カフなしカニューレ

長期挿管での気管切開をした場合，カニューレ変更の流れ

よくある気管切開のシチュエーションとしては急性疾患などで緊急入院

で長期挿管になった場合の気管切開だと思います．多くの場合，人工呼吸器から離脱できていない状態のため気管カニューレとしてはカフありカニューレを使用します．

　全身状態が落ち着き人工呼吸器から離脱した場合，カフありカニューレだとカフによって食道が圧迫され嚥下ができないままのためタイミングをみてカフなしカニューレに変更します．注意する点としてはカフなしにすると口腔咽頭から気管に流れ込んだ分泌物が気管に入るのを防ぐことができない点です．そのため，カフ上の分泌物の吸引が多い場合にはカフなしへの変更は保留にします．カフありからカフなしのタイミングは主治医/耳鼻科医の判断になりますが，安全にするならカフ上吸引がほとんどなくなってから行うのが肺炎リスクも少なく安全です．一方でカフ自体が嚥下機能を低下させ分泌物を増やすという矛盾もあり，咳嗽反射がしっかりしている患者さんなどでは少々カフ上の分泌物があってもカフなしに変更することはよくあります．

表1 カニューレの種類と気管に流れ込む分泌物

	気管に流れこむ分泌物	気管に流れこむ分泌物のカフによる予防
カフありカニューレ	多い	可能
カフなしカニューレ	少ない	不可

　基本的にはカフありカニューレ（側孔なし）からカフなしカニューレ（側孔あり/なし）へ変更可能ですが，嚥下障害をきたす脳卒中やもともと嚥下機能が低い高齢者などではカフ上の分泌物が多いため，カフありカニューレ（側孔なし）から変更する場合にカフありカニューレ（側孔あり）を使用する場合もあります．

　患者の状態が落ち着き，またカフありからカフなしカニューレに変更したら，嚥下練習食などの実際の食物を用いた嚥下訓練をすすめていきます．経口摂取が十分にできるようになった時点でカニューレを抜去し，気管孔を閉鎖します．

カニューレトラブル/注意点

　カニューレトラブルでよくあるのは気管カニューレを交換する際に皮膚

JCOPY 498-06282

と気管の間に迷入することがあります．特に気管切開してから2週程度は創部が上皮化しておらず，気管カニューレを浅く入れないように注意が必要です．また多いトラブルとしては側孔ありのカニューレで側孔がうまく気管の位置に合致していない場合です 図3．側孔の位置が皮下に迷入すると，側孔がこすれて皮下でこすれ肉芽を形成し，時には側孔に肉芽がはまりこみ気管カニューレが抜けなくなるというトラブルがあります 図4．特に皮膚–気管の距離がある方で，スピーチカニューレに変更して1〜2週の間に気管吸引をすると血液が付着するような場合にはこういうトラブルがないか気管カニューレ内腔を観察して確認してください．

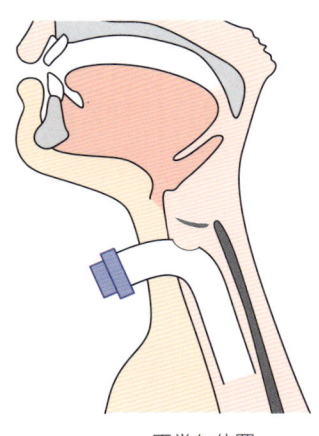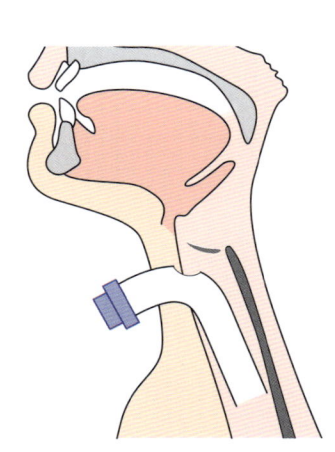

正常な位置 　　　　　　　　　　　側孔が皮下に迷入

図3 カフなし側孔ありカニューレ

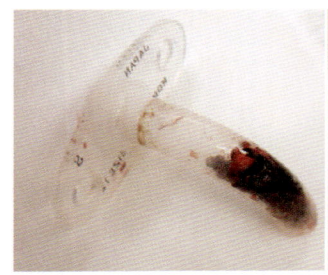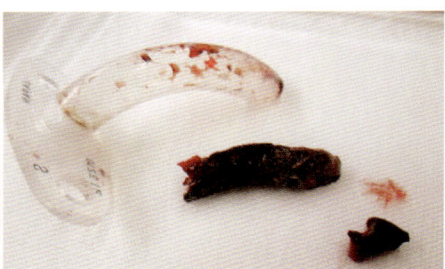

図4 カニューレが抜けないと相談があった症例

側孔の位置が 図3 のようにずれ，気管孔周囲の皮下組織が側孔の中に迷入し，また迷入部位がこすれ出血しコアグラが付着したため，カニューレが抜去できなくなっていた（左）．剪刀で迷入した皮下組織を強引に切離しカニューレを抜去した．カニューレ内には迷入した皮下組織およびコアグラが充満していた（右）

その他のカニューレ

　気管カニューレはその他にもさまざまな種類があり，主に外来で使用しているものとしてはレティナカニューレがあります 図5．基本的には気管カニューレと一緒ですが，先が短く円柱形になります．ツバになっている部分を気管にひっかける形でありカニューレ固定のヒモが不要です．また気管カニューレと違って先端が気管にあたることがないため痰などの量が減るというメリットや，気管カニューレより小さく嚥下運動をさまたげにくい，交換も数週間以上でよいといったメリットがあります．長期間気管切開孔が必要な患者（排痰が上手くできず吸痰が必要な場合，何度も気管切開が必要になるクインケ浮腫など）で使用します．

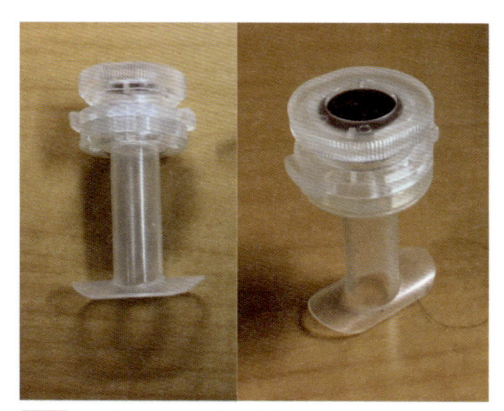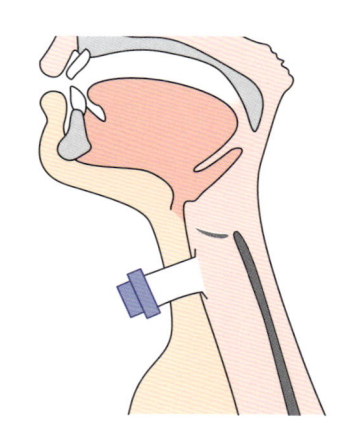

図5 スピーチバルブを接着したレティナカニューレと気管カニューレ

＜藤原崇志＞

JCOPY 498-06282

索引

索引

編著者略歴

藤原崇志（Takashi Fujiwara）

2009年愛媛大学医学部を卒業，倉敷中央病院にて初期研修医，耳鼻咽喉科後期研修．
2012年より愛媛大学医学部博士課程．
2015年4月より大原記念倉敷中央医療機構臨床研究支援センターフェローとして臨床研究をサポートするとともに，倉敷中央病院で耳鼻咽喉科医師として従事．

【著書・監訳】
著書に『検査なしで，自分の病気を推理する方法』
（ディスカヴァー・トゥエンティーワン，2015）

ジェネラリストのための耳鼻咽喉科疾患の診かた ©

| 発　行 | 2018年4月20日 | 1版1刷 |
| | 2019年8月1日 | 1版2刷 |

編著者　藤　原　崇　志

発行者　株式会社　　中 外 医 学 社

代表取締役　青　木　　滋

〒162-0805　東京都新宿区矢来町62
電　話　03-3268-2701（代）
振替口座　00190-1-98814番

印刷・製本/三報社印刷（株）　　　〈KS・MU〉
ISBN 978-4-498-06282-5　　　Printed in Japan